GIANCARLO BISINELLA

QUEL SOFFIO DI VITA CHE CI PERVADE

LA RISPOSTA INFERMIERISTICA AL BISOGNO SPIRITUALE

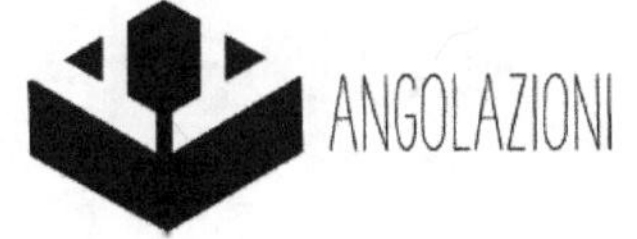

Universi paralleli

Giancarlo Bisinella
Quel soffio di vita che ci pervade
ISBN 978-88-98993-21-5
Angolazioni Editore
Via Cicognini, 22 - 25034 Orzinuovi (BS)
Sede operativa:
Via Cicognini, 24 - 25034 Orzinuovi (BS)
www.angolazioni.it - libri@angolazioni.it
©2016 Angolazioni.

Immagine di copertina: ©Angolazioni
Elaborazione grafica: ©Angolazioni

A te babbo
Grazie babbo,
cuore di bimbo,
fondamentale la tua presenza,
la tua malattia ha curato le mie ferite,
per sempre tu sei il mio "Babbo spirituale"

e

A te mamma
Grazie mamma,
mi hai insegnato ad amare,
fino alla fine,
fino a donare la vita
per Amore

*È bello poter ringraziare con tutto il cuore le persone che ho
incontrato e che incontrerò
vivendo nell'Amore.*

Grazie,
Giancarlo Bisinella

a Daniela

"Lentamente"
Relazionarsi,
goccia a goccia,
riempire d'intensità particolare
l'istante;
lentamente,
mentre il mondo corre,
ad ogni passo,
assaporare
la Genesi Divina
del nostro Amore.

Prefazione[1]

Affrontare il tema del morire è sempre cosa difficile... comprendere i bisogni di colui che sta vivendo questa esperienza è cosa ancor più delicata e per questo, troppo spesso confinata all'analisi di quanto correlato alla sfera fisica della persona assistita.

La persona però è qualcosa più di un corpo, è mente ...è psiche ...è anima.

Ed è proprio al linguaggio dell'anima che il lavoro di seguito presentato vuole dedicare attenzione.

Con passi delicati l'autore accompagna il lettore nei luoghi silenziosi dell'interiorità della persona sofferente e attraverso il gesto di cura si fa interprete di quella risposta olistica tanto importante per colui che vive un'esperienza di sofferenza così profonda.

Uno studio che non resta teorico, ma parte dall'esperienza del quotidiano della vita in un reparto Hospice, la cadenza dei gesti assistenziali, i toni, il modo di atteggiarsi, il rispetto profondo dell'incomunicabilità della sofferenza altrui fanno da sfondo al testo che si presenta quasi come un dialogo ricamato tra persona assistita e Infermiere.

Il bisogno spirituale è il protagonista nascosto di tutto il testo.

Un bisogno difficile da riconoscere, da esprimere, da comprendere... un bisogno che non cerca soluzione né risposta ma soprattutto chiede comprensione ed ascolto per facilitare quella lettura interiore del sé propria dell'intimo di ciascuno.

Una lettura da suggerire a chi si prepara, e non solo, alla professione infermieristica.

---

1 *Il testo esprime il lavoro condotto dall'Autore come tesi per il Corso di Laurea in Scienze infermieristiche, a.a. 2007-2008 ed è stato redatto secondo i criteri richiesti dalla Commissione giudicatrice e secondo quanto previsto dal MIUR.*

Dott.ssa Micaela LoRusso
Responsabile Ufficio Formazione
Casa di Cura "Domus Salutis" - Brescia
Docente a Contratto Università Cattolica del Sacro Cuore
(a.a. 10071008)
Docente di Infermieristica (MED-45)
micaela.lorusso@uffirioformazione.it

Dott. Stefano Bonometti
Ricercatore Università Cattolica del Sacro Cuore
Docente di Educazione Permanente degli Adulti
Stefano.bonometti@unicatt.it

Dott. ssa Anna Casella Paltrinieri
Ricercatore Università Cattolica del Sacro Cuore
Docente di Antropologia Culturale
anna.casella@unicatt.it

Introduzione

Hospice sezione A, 22 Giugno 2008: suona un campanello, stanza numero 10, vado a vedere. Giunto in stanza chiedo alla signora Claudia se ha bisogno di qualcosa. Ella, tracheostomizzata, risponde con un gesto della mano che mi indica di avvicinarmi; mentre sto accanto a lei, la sua mano stringe la mia, poi, serenamente, chiude gli occhi e torna a riposare.

Il suddetto episodio e altri che saranno presenti all'interno di questa tesi, non vogliono essere "storielle commoventi", ma piccole realtà che ho vissuto da allievo infermiere o vissute da altri operatori sanitari, che mi hanno stimolato a prendere in considerazione un bisogno spesso posto in secondo piano: il bisogno spirituale della persona assistita.

In questa tesi il mio intento è di occuparmi del bisogno spirituale nell'assistenza infermieristica al malato terminale. Tengo a precisare però che tutte le considerazioni che seguiranno si adattano a qualsiasi tipologia di malato; infatti l'infermiere ha l'opportunità di partecipare alla salute di qualsiasi paziente, anche attraverso la promozione del benessere spirituale e fornendo una atmosfera adeguata a questo tipo di guarigione. Tutte le persone hanno una componente o una dimensione dello spirito che può essere sviluppata. È nel settore dell'assistenza al malato morente, principalmente nelle istituzioni che offrono cure palliative, che è possibile rilevare, forse più che in altro settore, l'importanza assegnata all'accompagnamento spirituale del paziente.[2]

La scienza medica centrata sul prolungamento della vita, porta allo

---

2 A. Brusco, *L'accompagnamento spirituale del morente*, in Di Mola, *Cure palliative. Approccio multidisciplinare*, p. 309

sviluppo di tecniche e di apparecchiature sempre più raffinate. Si vede così la maggioranza dei professionisti curanti molto abili nel manipolare apparecchi sofisticati e nell'utilizzazione di tecniche complesse, ma spesso sprovveduti di fronte all'angoscia e alla solitudine del morente e incapaci di stabilire adeguatamente una relazione di aiuto. La routine e la sicurezza delle tecniche hanno fatto presto a coinvolgere numerose persone che pure erano state formate all'approccio umano e individualizzato. Spesso, di fronte ai bisogni di riposo, di pace, di dignità, di ascolto, il morente trova delle persone attorno al suo letto, più concentrate sui battiti del cuore, le secrezioni, gli apparecchi, le trasfusioni, le iniezioni ecc., che su di lui come persona umana.[3]

La mia non vuol essere una tesi filosofico-spirituale, ma un elaborato in cui si possono trovare concrete modalità con le quali un infermiere può diventare anche accompagnatore (nel senso olistico del termine), della persona con malattia inguaribile.

---

3 A. Brusco, *Umanità per gli ospedali*, Salcom, Varese 1983, pp. 128-129.

1. L'importanza del bisogno spirituale

1.1. Contenuti introduttivi

Come già citato, è nel settore dell'assistenza al malato terminale che è possibile rilevare, forse più che in ogni settore, l'importanza assegnata all'accompagnamento spirituale del paziente. Molti fattori hanno contribuito all'emergere di modi nuovi di affrontare la tematica e la pratica dell'accompagnamento spirituale del malato, sottraendolo all'esclusività delle religioni istituzionali o delle Chiese e inserendolo in maniera crescente nei programmi rivolti ai malati.[4]

Grande influsso hanno esercitato autrici quali Elisabeth Kübler-Ross, Virginia Henderson e Cicely Saunders. Nei loro scritti vengono elaborati concetti che risulteranno determinanti per la pratica delle cure palliative. La prima, E. Kübler-Ross, ha messo in evidenza il percorso psico-affettivo-spiritule del malato in fase terminale.[5] Dalle opere della Henderson risulta chiara l'affermazione che per offrire assistenza infermieristica rispettosa della persona, occorre riconoscerne i bisogni; tra di essi ci sono quelli spirituali.[6] Se si vuole offrire un servizio infermieristico fondato eticamente, occorre prenderne atto.

Cecily Saunders ha insistito molto sulla individuazione di una componente spirituale del dolore totale dei pazienti in fin di vita.

L'importanza del bisogno spirituale però non è espressa solo dalle teorie infermieristiche, ma è anche citata in autorevoli fonti

---

4 P.M. Zulehner, *Passaggi. Pastorale delle fasi della vita*, Queriniana, Brescia, 1992, p. 27

5 E. Külbler-Ross, *La morte e il morire*, Cittadella, Assisi, 1970.

6 V. Henderson, *Les principess fondamentaux des soins infirmiers*, Coinseil Internationales des Infirmières, Genève, 1977.

quali: Codice Deontologico, Patto infermiere-cittadino, Carta dei diritti dei morenti, diagnosi infermieristiche NANDA, classificazione NIC, Classificazione NOC, nella definizione di cure palliative fornita dall'OMS ecc.

Codice deontologico dell'infermiere. Prima revisione - 12 Febbraio 2008. Art. 36: L'infermiere assiste la persona, qualunque sia la sua condizione clinica e fino al termine della vita, riconoscendo l'importanza della palliazione e del conforto ambientale, fisico, psicologico, relazionale, spirituale.

Patto infermiere-cittadino. «Io infermiere mi impegno nei tuoi confronti a starti vicino, quando soffri, quando hai paura, quando la medicina e la tecnica non bastano».

Carta dei diritti dei morenti. Comitato etico Fondazione Floriani. Art. 9: Chi sta morendo ha diritto all'aiuto psicologico e al conforto spirituale, secondo le sue convinzioni e la sua fede.

Classificazione diagnosi dalla North American Nursing Diagnosis Association (NANDA).[7] Diagnosi attinenti al bisogno spirituale:
— disponibilità a migliorare il benessere spirituale;
— rischio di sofferenza spirituale;
— sofferenza spirituale.

Classificazione della Nursing Interventions Classification (NIC),[8] Individuati interventi di:
— facilitazione della crescita spirituale: definita come facilitazione dello sviluppo della capacità della persona di identificare, riferìrsi e chiamare in aiuto la fonte di significato, scopo, benessere, forza e speranza nella propria vita;
— sostegno spirituale: intesa come assistenza finalizzata a far sentire la persona in armonia e a contatto con una forza su-

---

7 *L. Juall Carpenito-Moyet, Diagnosi infermieristiche, applicazione alla pratica clinica, Casa Editrice Ambrosiana, terza ed..*

8 *J. Mc Closkey Dochterman- G.M. Bulechek, Classificazione NIC degli interventi infermieristici, Iowa Interventions Project, Casa Editrice ambrosiana, 2007.*

periore.

Classificazione della Nursing Outcomes Classification (NOC).[9]
In essa troviamo indicatori riguardo agli *outcomes*:
— salute spirituale (espressioni personali di relazione con se stessi, con gli altri, con un essere superiore, con la vita intera, la natura e l'universo che trascendono l'individuo e rafforzano la sua identità;
— morire con dignità;
— speranza.

L'Organizzazione Mondiale della Sanità (OMS) ha fornito la seguente definizione di cure palliative: «La cura (*care*) globale, attiva, e multidisciplinare di quei pazienti la cui malattia non sia responsiva ai trattamenti specifici e di cui la morte è la diretta conseguenza. Il controllo del dolore, degli altri sintomi e delle problematiche psicologiche, sociali e *spirituali* è di fondamentale importanza. Lo scopo delle cure palliative è rivolto al raggiungimento della miglior qualità di vita possibile sia per il paziente che per la famiglia (intesa come rete relazionale di riferimento)».

1.2. Cos'è il bisogno spirituale?[10]

Se si vuole affrontare in maniera sostanziale e integrale il problema della guarigione del malato, senza circoscrivere arbitrariamente l'orizzonte delle sue richieste o rispondervi affrettatamente, l'assistenza spirituale costituisce addirittura un elemento integrativo dell'agire medico e dell'azione sociale.[11] La malattia è una sfida alla persona nella dimensione fisica, psichica e spirituale: una risposta terapeutica integrale deve considerare quindi tutte queste dimensioni. La dimensione spirituale si può definire come il principio vitale che pervade l'intero essere di una persona e che integra

---

9 S. Moorhead, M. Johnson, M. Maas, *Classificazione NOC dei risultati infermieristici Iowa Interventions Project*, Casa Editrice ambrosiana, 2007.

10 F. Caretta, M. Petrini, *Accanto al malato. Lineamenti di assistenza sanitaria e pastorale*, Città Nuova, 1995, p. 65.

11 J. Mayer-Scheu, *Assistenza spirituale*, in «Concilium» 9 1976, p. 154.

e trascende la propria natura biologica e psico-sociale.

Un ulteriore criterio vede la dimensione spirituale così caratterizzata:

— forza unificante che integra e trascende la dimensione fisica, emotiva e sociale;
— motiva la persona a ricercare uno scopo ed un significato nella vita e a correlarsi a Dio;
— trascende la persona e costituisce un legame comune, permettendo di condividere se stessi con gli altri;
— influenza le percezioni e le convinzioni individuali che guidano il comportamento.

Per quanto detto, allora, quando parliamo di necessità spirituali, occorre riferirsi a categorie comportamentali correlate alle persone, quali i rapporti con se stessi, con gli altri, con la natura, con un'Entità Superiore, nonché categorie di sentimenti quali l'espressione di amore, la preoccupazione per gli altri, la concessione di perdono, la possibilità di dare e prestare aiuto, di accettare una valutazione autonoma di se stessi, di esprimere un sentimento di soddisfazione per la propria vita.[12] Questi bisogni, che contrassegnano la specificità dell'uomo, sono presenti tutta la vita, ma si accentuano nei momenti di crisi.

Le necessità spirituali possono essere comprese solo attraverso una premurosa attenzione ai bisogni, più o meno chiaramente espressi nel colloquio con il malato, la famiglia, gli amici.[13] Occorre precisare che solo poche persone, nello stato di malattia, sono capaci di esprimere direttamente e apertamente ciò che sentono nel profondo di se stesse. Se si vuol tentare di comprendere occorre ascoltare, magari decifrando lamenti e proteste, espressioni e gesti. Il malato non cerca solo una parola buona e giusta come risposta alle sue domande, egli cerca una risposta alla sua situazione di fondo.

Il termine "spirituale" è un termine molto complesso, vi sono

---

12 L.K. Soeken, J.V. Carson, *Rispondere alle necessità spirituali del paziente con malattia cronica*, in «L'Assistenza Infermieristica del Nord America», 4 1990, pp. 131-142.

13 *Gruppo di lavoro internazionale sulla morte, il morente e il lutto. Asserti e principi dell'assistenza spirituale*, in «Death Studies» 14 1990, pp. 75-81.

numerosi aspetti da considerare, occorre fare alcune distinzioni:[14]

— la dimensione spirituale è più ampia di quella "religiosa"; ascoltare musica, leggere o scrivere, conoscere e comprendere, ammirare un tramonto, dipingere o guardare un quadro, pregare e meditare, cantare, amare ed essere amati, tutte queste diverse espressioni razionali ed emotive sono parte della vita spirituale. Esse non solo danno gioia, sono anche le basi per confrontarsi con le perdite, con i fallimenti, con la sofferenza, con la morte;

— la relazione tra "religioso" e "spirituale" non è sempre positiva, così come la relazione con certi quadri, con certi tipi di musica, con certi tipi di amore può non esserci di arricchimento spirituale. Una modalità di approccio formalistico alla religione può danneggiare o distruggere la crescita spirituale;

— la dimensione spirituale comprende anche la ricerca di un significato della vita in generale e di un significato degli eventi della vita quotidiana, che potremo chiamare "significati temporanei", che pur aiutano a trovare il significato ultimo della vita.

Il turbamento spirituale viene generalmente espresso dalla persona che soffre con la domanda: "Perché proprio a me?". E' la domanda fondamentale che la persona si pone quando è colpita da una malattia grave, o in altre circostanze "difficili" e dolorose. La domanda scaturisce dal profondo del mondo spirituale ed è posta sia dal credente con una ben definita comprensione di fede, sia da colui che è solo convinto della natura irrazionale e inesplicabile della realtà che lo circonda. Questo interrogativo implica:

— il bisogno di riconoscere se stessi o forse anche di conoscersi profondamente per la prima volta;

— il bisogno di comprendere se stessi, di comprendere la propria situazione, di dare un senso alla propria vita, alla propria sofferenza, alla propria morte;

— il bisogno di sapere dove si va, per dove "si parte", attra-

14 E.L. Missinne, *Christian Perspectives on Spirituals Needs of a Human Being*, in «Journal of Religious Gerontology», n. 1/2 (1990) pp. 143-152.

verso quali momenti misteriosi ed angosciosi si dovrà passare;
— il bisogno di esprimere le proprie paure, la propria inquietudine, la propria disperazione, la propria speranza.

In questo viaggio nel "proprio intimo" il malato ripercorre tutta la sua vita; deve "ripensare" il passato, gli eventi, le figure importanti, ma anche le aspettative non soddisfatte, le omissioni, le azioni riprovevoli. Da questo dolore spirituale nasce poi, nel malato grave, il desiderio di perdonare e di essere perdonato anche dagli stessi familiari, e il desiderio di trovare una speranza per la propria vita. Se la persona riuscirà a dare un senso alla sua situazione di malattia, sarà anche attore e compartecipe del suo processo terapeutico. Le terapie non saranno più "subite", ma "vissute" nel senso più forte del termine; "la vita continuerà così in pienezza di valori e di significati, qualunque sia l'esito delle terapie mediche".[15]

1.3. *Spiritualità umana, religiosa e confessionale*

È utile dare alcuni brevi chiarimenti per poter distinguere tra spiritualità umana, spiritualità religiosa e spiritualità confessionale, cioè determinata dall'adesione ad una particolare fede religiosa.

Soravito definisce la spiritualità umana come «l'insieme delle aspirazioni e delle convinzioni che organizzano in un progetto unitario il vivere dell'uomo, da una parte, e, dall'altra, l'insieme delle reazioni e delle espressioni personali in cui si concretizza quel progetto di vita».[16] Così intesa la spiritualità appare come una dimensione essenziale dell'uomo, che organizza e coordina tutte le altre dimensioni della persona umana-fisica, psichica, affettiva, verso la propria autorealizzazione e la ricerca del senso esistenziale entro una determinata situazione di vita.

Quando lo spirituale (i grandi interrogativi e le profonde aspi-

---

15 L. Ciccone, *Etica e salute*, in E. Sgreccia (a cura di), *Salute e persona. Presupposti bioetici dell'educazione sanitaria*, CIC-Cento Iniziativa Culturale, Bologna 1991, pp. 15-37.

16 L. Soravito, *Educare alla spiritualità*, in «Credere oggi» 22/4 1984 p. 91.

razioni...) trova la sua sorgente o la sua risposta in una fede e nella relazione con Dio, e si esprime attraverso un particolare sistema di credenze, simboli, riti, persone che fanno da mediazione tra Dio e l'uomo, possiamo parlare di spiritualità religiosa, che assume connotazioni specifiche a seconda della confessione religiosa in cui è inserita (religione cristiana, musulmana...).

In un contesto di "cristianità compatta", la distinzione tra spirituale e religioso tendeva a sfumare. Il processo di secolarizzazione, il pluralismo culturale e religioso hanno evidenziato la differenza tra questi due concetti. Ne deriva che «se in passato il discorso religioso godeva di una posizione privilegiata, oggi il fenomeno della secolarizzazione ha favorito l'emergere di altre prese di posizione ideologiche, che contribuiscono a 'regolare' la morte e darle un senso. Il fatto non è senza implicazioni nel complesso delle pratiche intese ad accompagnare la persona umana durante l'ultima fase della sua vita. È naturale che l'agente di pastorale al quale altre volte veniva affidata l'angoscia del morente, veda il proprio campo occupato da altri professionisti, esperti nell'arte di assistere l'individuo gravemente ammalato e la sua famiglia. Medici, personale infermieristico, psicologi, assistenti sociali, si preparano sempre più a rispondere in maniera adeguata ai bisogni dei morenti».[17]

Moreau e altri[18] evidenziano le conseguenze della distinzione tra dimensione spirituale e dimensione religiosa sull'accompagnamento del morente. La presenza di una sofferenza e di un bisogno spirituale anche laddove esso non si esprime secondo modalità religiose specifiche, induce tali autori a preferire l'espressione "accompagnamento spirituale" a quella di "accompagnamento pastorale" del morente.[19] L'emancipazione dello spirituale nei confronti del religioso non impedisce però che in gran parte dei casi la persona cerchi e trovi la risposta ai suoi bisogni spirituali nella religione.

---

17 A. Brusco, Il senso di una esperienza, riflessioni sulla pastorale degli ammalati in fase terminale, in «Vita Nostra», 4 1983, p. 483.

18 Moreau, Le service d'accompagnement spirituel de la maison Sarrazin, Québec, 1984.

19 M. Petrini, Assistenza spirituale e assistenza religiosa, in «Anime e corpi», 154 1991 pp. 201-216.

1.4. A chi spetta la responsabilità di rispondere ai bisogni spirituali del morente?

Se il riconoscimento di una dimensione spirituale, il cui sviluppo può seguire vie diverse, è accolto da tutti gli operatori, ne deriva che l'attenzione al bisogno spirituale del malato terminale è responsabilità di tutta l'equipe terapeutica, pur con modalità differenziate. Essa è radicata nella "professionalità" prima che nella "confessionalità" di ciascun operatore. Tale presa di posizione è presente nella filosofia che anima le istituzioni pìoneristiche inglesi dell'assistenza dei morenti; al St. Christopher Hospice di Londra «chi soffre dal punto di vista spirituale può aver bisogno dell'aiuto di un membro qualsiasi del personale, non soltanto del cappellano».[20]

Ogni operatore può e deve stabilire un colloquio con la persona assistita.

L'equipe dovrà creare quell'atmosfera familiare nella quale il morente si senta considerato come persona, persona a pieno titolo e fatta oggetto di atteggiamenti ricchi di competenza e carichi di umanità.

L'attenzione assistenziale svolta dagli operatori sanitari deve elaborare risposte individuali, poiché la malattia assume carattere e tonalità a seconda della singola persona e del modo in cui viene vissuta. È la persona che "ha" o "vive" o "convive" o "rifiuta" o "subisce" la malattia.[21]

L'assistenza spirituale determina una crescita anche nella persona dell'operatore: nel cuore dell'essere umano vi è una dimensione spirituale che si può realizzare solo attraverso l'apertura e l'interesse per l'"altro". È nell'"essere per l'altro" che si può accostare il trascendente e si diviene così più umani.[22]

Ad ogni malato assistito deve essere data l'opportunità di scegliere la persona con cui "trattare" argomenti di grande importanza

---

20 Du Boulay, *Un movimento per l'assistenza ai malati incurabili*, Jaca Book, Milano, 1987, p. 75.

21 D. Gordan, *Vivendo questa nostra storia di donne*, in Aa.Vv., *Donna e salute*, Lega italiana per la lotta contro i tumori - Sezione di Firenze/Associazione Donne come prima.

22 A.W. Reinsmith, *Finality of death. The Underlying Issue*, in «Humane Medicine», Autumn 1989, p. 35.

per lui (teoria dell'interlocutore elettivo).[23]

.... e se l'interlocutore fosse proprio l'infermiere?

---

[23] M. Berger, F. Hortala, *Mourir à l'hopital*, Le Centurion, Paris 1974, p. 207.

2. L'infermiere e l'assistenza spirituale

Vittoria, 70 anni, ricoverata presso l'hospice sez.A, un giorno, mentre l'aiutavo a fare colazione, mi espone le sue preoccupazioni riguardo ai suoi due figli che tra loro non vanno d' accordo. Lei, tra un boccone e una parola, lascia scendere sul volto, rugato dagli anni, lacrime "intense" e inconsciamente mi chiama a darle conforto.

L'accompagnamento spirituale del morente è un compito delicato e impegnativo; fa appello all'intelligenza e al cuore; esige quindi preparazione a livello di essere, di sapere e anche di saper fare.

Con il proprio aiuto l'infermiere può testimoniare i propri valori spirituali e incoraggiare l'espressione della spiritualità della persona malata, anche quando questa differisce o contrasta con la propria.

L'infermiere deve avere la consapevolezza che c'è qualcosa che il malato conosce e che lui ignora: i dubbi, i problemi che si agitano nel suo animo, le notti di insonnia, sono tutti eventi che non sono sintomi della malattia organica, ma costituiscono ulteriori reali sofferenze. L'infermiere deve considerare che accanto alla sofferenza fisica che si verifica quando in qualsiasi modo "duole il corpo", accanto alla sofferenza psichica, che ne è un riflesso, si pone anche la sofferenza morale, che è "dolore dell'anima". La vastità e la multiformità della sofferenza morale non sono certamente minori di quella fisica; e al tempo stesso, però, essa sembra quasi meno identificata e meno raggiungibile dalla terapia.[24]

L'infermiere accompagna il morente ed è nello stesso tempo

---

24 Giovanni Paolo II, *Salvifici doloris*, Ed. CVS, Roma. 2006, n.5, p. 13.

accompagnato dalla persona assistita,[25] si configura quindi un camminare insieme di cui è possibile indicare alcuni passi:

1. essere in contatto con la propria spiritualità;
2. considerare la persona come un mistero;
3. cogliere la domanda di accompagnamento spirituale;
4. ogni richiesta è una RICHIESTA UMANA;
5. identificare il contesto in cui la persona situa o vuole situare il proprio "dibattito" spirituale;
6. rispettare il ritmo del paziente;
7. stabilire un rapporto di vicinanza;
8. aiutare la persona ad utilizzare le proprie risorse spirituali;
9. aiutare a soddisfare il bisogno di auto trascendersi.

Ad ogni passo l'infermiere accompagnerà con l'ASCOLTO, con la PRESENZA, con la FIDUCIA e con il DIALOGO

2.1. Le tappe di un percorso

2.1.1. Essere in contatto con la propria spiritualità

Ricordo una confidenza fattami da un mio compagno di università riguardo al tirocinio in hospice: «Quando il campanello della stanza n. 7 suona — mi disse — lascio sempre che sia qualcun altro ad occuparsene: la signora Rita presente nella stanza assomiglia molto alla mia zia morta pochi anni fa».

Il servizio di accompagnamento spirituale del malato ti mette a contatto con ogni sorta di sofferenze, rendendoti consapevole della fragilità non solo delle persone che incontri, ma anche della tua. Non è possibile accogliere la fragilità e curare le ferite degli altri senza aver prima accolto ed essersi curati delle proprie. Non si può aiutare efficacemente chi soffre senza essere dei "guaritori feriti", cioè delle persone capaci di riconoscere, accettare e integrare gli aspetti dolorosi della propria esperienza fino a renderli fonte di

---

25 C. Saunders, Spiritual pain, in «Hospital Chaplain», 3 (1988).

guarigione per gli altri.[26] A questo punto prevedo una domanda: in che senso e in che modo l'integrazione della mia sofferenza può diventare fonte di guarigione nei confronti degli ammalati che incontro? Interrogativo legittimo, perché quando si parla di prestare aiuto a una persona che soffre, il pensiero corre immediatamente alla competenza scientifica e tecnica, alle risorse farmacologiche, mentre può suonare paradossale che la vulnerabilità, accolta e integrata, possa offrire un contributo valido alla guarigione di chi soffre. Il paradosso però scompare se consideri che ci sono diverse forme di aiutare chi soffre. Quella resa possibile dal riconoscimento e dall'accettazione delle tue ferite è costituita dal sorgere in te di atteggiamenti di comprensione, partecipazione, consolazione e compassione che ti consentono di avvicinarti con libertà ai malati, aiutandoli a fare lo stesso percorso di guarigione.[27] Questo significa che per essere d'aiuto a qualcuno dobbiamo includere noi stessi nell'"equazione". Il nostro è un lavoro intimo. È difficile accompagnare gli altri in un territorio che non abbiamo esplorato di persona. Un consiglio: "porta nell'esperienza tutto te stesso".[28]

Chi si è riconciliato con le proprie ferite, integrandole, si trova in grado di poter accompagnare più efficacemente quanti soffrono, nel loro processo di guarigione. Infatti:[29]

a) gode di quella libertà grazie alla quale è possibile avvicinarsi alle ferite degli altri senza sentirsi minacciato e, quindi, costretto a ricorrere a meccanismi difensivi. Solo chi si trova a suo agio in casa propria può accogliere l'ospite, creando per lui uno spazio libero, privo di paure;

b) è facilitato nel superare la tentazione di esercitare un rapporto di potere sulle persone cui presta aiuto. Sa, infatti, di non essere esente dal malessere presente nelle persone che incontra. Con esse stabilisce un rapporto di parità, basato sulla comune condizione umana, lacerata dall'esperienza del male e del dolore;

c) è motivato da un interesse autentico e non da motivazioni

---

26 A. Brusco, *Vulnerabilità personale e servizio a chi soffre*, in «Camillianum», 8 1993, pp.223-241.

27 A. Brusco, *Attraversare il guado insieme*, Gabrielli, 2007, p. 56.

28 F. Ostaseki, *Saper accompagnare*, Mondadori, 2006, p. 21.

29 A. Brusco, *Attraversare il guado insieme*, Gabrielli, 2007, p. 63.

ambigue. Tale interesse si esprime nella volontà di aiutare quanti si trovano in difficoltà a collaborare attivamente al processo di crescita umana e spirituale, utilizzando il proprio "guaritore interiore". Infatti se è vero l'adagio «Medico cura te stesso», altrettanto lo è l'adagio: «Ammalato cura te stesso»;

d) avendo fatto esperienza di guarigione, può aiutare la persona in difficoltà a percorrere lo stesso cammino, infondendole speranza.

Concludendo si può dire che per poter creare un ponte empatico con l'altro, dobbiamo attingere alla nostra forza e alla nostra impotenza, alle nostre gioie e alle nostre ferite, a tutte le nostre esperienze; indispensabile è considerare l'altro come te stesso.

2.1.2. *Considerare la persona come un mistero*

L'approccio olistico al malato invita a considerare quest'ultimo nella totalità delle sue dimensioni. Tale approccio però non è completo se non si riesce a vedere la persona come un "mistero", cioè come una realtà che non può essere racchiusa dentro gli schemi della nostra comprensione. Per il suo carattere "misterico", il malato, come ogni altra persona, è portatore di valori e risorse che sfuggono alla nostra osservazione, è artefice di un progetto il cui svolgimento segue percorsi originali, condizionato da tanti fattori presenti e passati, radicati nelle esperienze infantili o in quelle recenti, nell'incontro e scontro con tanti individui, nelle sue credenze e nella sua fede in Dio.[30]

Ogni malato viaggiando nel proprio intimo cerca di dare risposte ai propri interrogativi più profondi; un cammino di comprensione può passare attraverso le tappe significative della correzione e affermazione, del naturalismo e dell'altruismo; significati questi che possono essere anche patrimonio di chi assiste il malato.

L'obiettivo dell'accompagnamento spirituale deve essere quello

---

30 J. Kleeman, *Le esitazioni della parola ai confini della vita*, in «L'Arco di Giano», 9 1995. pp. 113-118.

di assistere la persona in un cammino che partendo dalle sue domande, attraverso il dolore della crisi, la conduca ad elaborare un suo significato, che può far integrare la sofferenza nel più ampio contesto della sua vita.[31]

Ogni persona deve essere rispettata nel proprio bisogno di scoprire come vuole vivere fino al momento in cui morirà; tuttavia se, nonostante un generale incoraggiamento al lavoro interiore, la persona preferisce guardare i quiz alla televisione, nessuno ci trovi da ridere.[32]

2.1.3. Cogliere la domanda di accompagnamento spirituale

Emma, 58 anni, metastasi diffuse in vari organi del corpo, era arrivata in hospice da 2 giorni ed il marito ogni giorno, al pomeriggio, veniva a farle compagnia rimanendo fino all'ora di cena. Emma, nei momenti in cui era sola, suonava ripetutamente il campanello di chiamata e quando si entrava in stanza, le sue richieste erano tra le più svariate, dal chiedere l'ora a sistemare il cuscino, ad abbassare o alzare la tapparella della finestra, ecc. Un'infermiera esperta dell'hospice mi fece notare che le sue numerose "chiamate" nascondevano una richiesta importante, la richiesta di compagnia per vincere la paura della solitudine.

Le domande di accompagnamento spirituale sono frequenti. A volte si presentano molto esplicite, altre volte sono veicolate attraverso simboli, comportamenti, parole ecc. I cammini d'espressione della domanda e dei bisogni spirituali sono numerosi.

Il nostro compito è dare fiducia, ascolto e un'attenzione puntuale ai bisogni mutevoli della persona assistita, questo richiede coraggio e, ad un livello profondo, richiede di mettere in campo una sorta di "ricettività senza paura", in sintesi "accogliere tutto e non respingere nulla".[33]

Per poter cogliere la domanda di accompagnamento spirituale è importante entrare in un rapporto di comunicazione interpersonale

---

31 F. Caretta, M. Petrini, *Accanto al malato*, Città Nuova, p. 73.

32 F. Ostaseki, *Saper accompagnare*, Mondadori, 2006, p, 19.

33 F. Ostaseki, *Saper accompagnare*, Mondadori, 2.006, p. 19

con la persona assistita.

Spesso la malattia crea nel malato una crisi della comunicazione, con sé, con gli altri, con il mondo, con Dio. Nello stesso tempo "essere malato" vuol dire aver bisogno degli altri, dei loro servizi, delle loro parole, della loro presenza, ed è, ancora, lo stesso stato di malattia che fa emergere nella persona malata un bisogno profondo di esprimersi.

La comunicazione, intesa come strumento di relazione interpersonale, non è soltanto trasmissione di un messaggio, poiché questo messaggio suscita una reazione mentale ed emotiva che fa concretizzare una risposta, che fa sorgere un legame. È solo però quando si comunica se stessi e non ci si nasconde dietro un ruolo, né dietro una divisa o una maschera, che si realizza una vera comunicazione di vita e non solo una comunicazione di informazioni. Soltanto a questo livello comunicativo può avvenire un incontro pienamente umano che colma la solitudine. La solitudine peggiore infatti non sta nel non avere nessuno vicino, ma nel non poter comunicare se stessi a qualcuno.[34]

Il processo comunicativo ha inizio quando una persona ne incontra un' altra: non ha importanza se la comunicazione è verbale o non verbale. Infatti, oltre a comunicare un messaggio con parole, si può comunicare il "non detto", attraverso altre modalità, tenendo presente che, se il modo in cui ci si esprime a volte è più significativo delle parole stesse, ancora più importante può essere quello che non viene detto.[35]

Le comunicazioni non verbali sono per lo più involontarie e quindi possono essere molto meno controllabili, rispetto a quelle verbali.

È importante che l'infermiere impari ad osservare, in se stesso e negli altri, i segnali verbali e non verbali di un atto comunicativo.

Mezzi di comunicazione possono essere:

— la parola: testimonianza del costante bisogno dell'uomo di capire e di farsi capire, di ex-porsi e di pro-porsi all'"altro", di uscire cioè dall'isolamento e di andare verso 1'"altro";

---

34 G. Colombero, *Dalle parole al dialogo. Aspetti psicologici della comunicazione interpersonale*, Edizioni Paoline, Cinisello Balsamo, 1987, pp.49-51.

35 J. Lindberg, M. Hunter, A. Kruszewski, *Assistenza infermieristica centrata sulla persona*, USES, Firenze, 1987, vol. 1, p, 264.

— il paralinguaggio: si parla lentamente, in modo incerto, irregolare, si ansima, si modula la voce, ecc.; "i confini dell'esistenza umana, le esperienze-limite dell'esistere sembrano coincidere con i confini o i limiti della parola; là, la parola deve arrendersi e diventa silenzio o urlo o pianto o delirio". Sono queste le manifestazioni esteriori di quelle situazioni nelle quali l'uomo urta contro i propri confini e contro le barriere della propria capacità di dire;[36]

— il corpo: ha propri atteggiamenti quali la tensione muscolare, accelerazione del respiro, tremori, ecc.;

— il volto: "è linguaggio che proviene dal profondo; in certe espressioni del volto affiora l'inconscio; si vede, si tocca l'inconscio",[37] ma anche "l'Infinita Presenza" che caratterizza l'uomo;

— la posizione: si è in piedi, seduti accanto, protesi, distanti, vicini all'altro";

— l'udito: inteso come attenzione ai suoni non verbali, quali il sospiro, il silenzio, particolari inflessioni della voce, pause, espressioni inarticolate;

— gli atteggiamenti: si comunica anche con il fumare senza interruzione, il mordersi le unghie, il muoversi in continuazione, ecc.;

— i gesti: anche con il linguaggio gestuale si può comunicare, e si ricordano le modalità particolari che si dovranno adottare con malati con deficit visivi o uditivi o del linguaggio o portatori di handicap;

— il tatto/l'"aptonomia":[38] si comunica anche attraverso il "tocco", cioè "un intenzionale contatto fisico fra due o più persone" che, se può essere strumentale per il raggiungimento di un obiettivo, può però anche "costituire un contatto non necessario spontaneo ed affettivo".[39]

---

36 G. Colombero, *Dalle parole al dialogo. Aspetti psicologici della comunicazione interpersonale*, Ed. Paoline, Cinisello Balsamo, 1987, p. 40.

37 *Ivi*, p. 39.

38 Disciplina ancora non praticata in Italia. Nozione elaborata da Franz Veldman e derivante dal greco *apto*, che significa "toccare, prendere contatto, entrare in relazione", e da *nomos* che indica le regole dell'incontro tattile (tratto da *La morte amica* di M. de Hennezel, Rizzoli, 2005, p. 39).

39 W.H. Watson, *The meanings of touch: geriatric nursing*, in «Journal of Communica-

Il tatto può essere considerato in alcune sue componenti quali:

— l'oggetto (conforto, amore, affetto, sicurezza, rabbia, frustrazione ecc.);
— l'area del corpo (guancia, spalla, mano);
— la risposta del ricevente: 1) silenzio, comunicazione verbale o non verbale; 2) la natura della risposta verbale (positiva, negativa, neutrale); 3) il tipo di comunicazione non verbale (pianto, sorriso, chiusura degli occhi ecc.);
— l'occasione (visita, aiuto, conforto spirituale ecc.);
— la posizione del malato (sdraiato, seduto, in piedi);
— la posizione dell'operatore (seduto vicino al letto, in piedi, di spalle, ecc.).

Il processo di comunicazione richiede abilità da parte dell'infermiere nell'interpretare le reazioni della persona assistita, è importante comunicare con il malato attraverso il suo codice interpretativo. Parole, gesti, atteggiamenti non hanno sempre un significato ed un'importanza univoci. Quando una persona interagisce con un'altra, il suo messaggio non è soltanto costituito da ciò che la persona letteralmente dice; a questo messaggio letterale si accompagna un'altra comunicazione, detta "metacomunicazione" (comunicazione sulla comunicazione stessa), che può essere definita come un commento sulla natura del messaggio stesso e come una chiave di lettura per la sua interpretazione.[40]

In conclusione, l'infermiere per cogliere la domanda di accompagnamento spirituale deve entrare in relazione con la persona attraverso la comunicazione; all'infermiere viene richiesta apertura, disponibilità e flessibilità. Comunicare è parlare, ma anche ascoltare con la ragione e con il cuore.

---

tion», pp. 104-112.

40 *M. Sommaruga, Comunicare con il paziente, Carocci Faber, 2007, p. 35.*

2.1.4. Non dimenticare che ogni richiesta, anche spirituale, è una richiesta umana.

A volte negli ammalati c'è la disperazione e l'invocazione di morire al più presto o come dice Fulvia, un'ammalata di AIDS in fase terminale: 'meglio cancellare la vita'. Allora io rispondo: 'Non puoi cancellare la vita, tutto ciò che hai intorno è vita. Certamente stai attraversando un periodo negativo, direi uno dei momenti peggiori, ma non arrivare sino in fondo, dobbiamo ritrovare il momento sereno; vedrai, se staremo insieme, ce la faremo. Mi avvicino e poggio la mia fronte sulla sua e parlo: 'Ti do la metà della mia forza, prendila, è abbastanza per tutte e due'. Mi risponde: 'La sento già, sento che oggi andrà meglio', e si addormenta serena'.[41]

L'accompagnamento spirituale, nella relazione assistenziale, come aspetto proprio e caratteristico, è quell'atteggiamento che si radica nell'unica appartenenza alla "razza umana". Per un operatore sanitario, scoprirsi umilmente essere umano di fronte ad un altro essere umano è il primo passo per accedere alla dimensione spirituale.[42]

Il mondo dell'umana sofferenza invoca, per così dire, senza sosta, un altro mondo: quello dell'amore umano. E quello dell'amore disinteressato, che si desta nel suo cuore e nelle sue opere, l'uomo lo deve in un certo senso alla sofferenza. Non può l'uomo "prossimo" passare con indifferenza davanti alla sofferenza altrui in nome della fondamentale solidarietà umana, né tanto meno in nome dell'amore del prossimo.[43]

In una prospettiva umanista, accompagnamento spirituale significa anche aiutare il malato ad affrontare le nuove emozioni che sopraggiungono quando comincia a sentire di avere poco tempo davanti a sé e un difficile futuro. Per la persona malata, il tempo dell'attesa è molto lungo, e la realtà pertanto si presenta sospesa, con accentuazioni angosciose ad ogni nuovo sintomo, ad ogni nuovo segnale che possa manifestarsi in qualunque parte del cor-

---

41 A. Costa, *L'uomo di fronte al dolore e alla morte*, in «Bianca divisa», 1 1993, p. 2.

42 Dagli atti del convegno *"... E quando si fa sera..."*. *L'accompagnamento spirituale nelle cure palliative*, Brescia 2005, p. 126.

43 Giovanni Paolo II, *Salvifici doloris*, ed. CVS, 2006, p. 60.

po, ad ogni nuovo esame di controllo e, a maggior ragione, ad ogni nuovo ricovero, che rappresenta una tappa che fa presentire la morte.[44] Diventa importante per l'infermiere cercare di aiutare il malato a vivere il presente, restituendo a questo tempo il suo valore, la sua ampiezza e intensità, non voltandogli mai le spalle nei momenti più duri, restando sempre presenti nel territorio del mistero e delle domande senza risposta.

La persona assistita non ha bisogno solo di medicine, ma anche di umanità, ha bisogno di una solidarietà fatta di presenza, di piccoli gesti di soccorso, di parole e di silenzi.[45] «Forse potremmo prendere in maggior considerazione il paziente sotto le lenzuola e le coperte, e frenare la nostra bene intesa efficienza e la nostra fretta, per tenere la mano del paziente, sorridere o ascoltare una domanda».[46]

"Sostegno spirituale" non consiste nel filosofeggiare sull'esistenza o proporre pratiche esoteriche; è qualcosa di pragmatico, è entrare in rapporto con la vita senza mediazioni. A volte, semplicemente preparare un brodo con affetto, o aiutare il malato a scrivere una lettera di riconciliazione è rispondere al bisogno spirituale, ad una richiesta umana.[47]

2.1.5. Identificare il quadro o contesto in cui la persona situa o vuole situare il proprio "dibattito" spirituale

Un proverbio turco dice: «Quando sali sul carro del tuo compagno cantagli la sua romanza (non la tua!).

Tutte le persone hanno dei bisogni spirituali, ma non tutte vogliono o riescono ad esprimerli. Tra le persone che desiderano esprimere il "proprio intimo" non tutte vogliono discutere dei loro problemi esistenziali e spirituali nel quadro di una visione religiosa, hanno solo bisogno di parlare con qualcuno; e anche quando questo qualcuno è un operatore pastorale (cappellano, suora), il

---

44 Dagli atti del convegno "...E quando si fa sera...", Brescia, 2005, p. 134

45 M. Furlan, Etica professionale per infermieri, Piccin, Padova, p. 228.

46 E. Kübler-Ross, La morte e il morire, Cittadella, 2005, p. 23.

47 F. Ostaseski, Saper accompagnare, Mondadori, 2006, p. 8.

desiderio di "esprimersi" può rimanere ad un livello che non è esplicitamente religioso.

Nei casi in cui l'infermiere incontrasse pazienti credenti, ha il dovere di farli incontrare con l'operatore pastorale, oppure chiamare una figura di riferimento a seconda della religione professata dalla persona assistita (es. imam per un musulmano, rabbino per un ebreo, pastore per un protestante).

L'infermiere si rapporta a varie situazioni, con differenti tipologie di malati, è quindi importante che abbia un grande spirito di tolleranza verso le diverse concezioni della vita, inoltre è necessario «imparare a non considerare un ateo come qualcuno a cui mancherebbe qualcosa, in questo caso la fede, bensì come una persona che vive concretamente il suo presente, comprende il suo passato secondo propri criteri e prepara il suo avvenire secondo altre finalità».[48]

Cicely Saunders ha giocato un ruolo attivo nella gestione dell'assistenza spirituale nel "suo" Hospice St. Cristopher. La Saunders si mostrò aperta, flessibile, tollerante nell'articolare l'assistenza spirituale dei malati, rifiutando di costringere gli altri a pensarla come lei (per questo non furono rari i casi in cui i rapporti tra Cicely e il cappellano del St. Cristopher si dimostrarono difficili). Pur affermando apertamente le sue motivazioni di fede, sosteneva che i requisiti per una buona assistenza ai malati possano arrivare «dal fatto di essere una persona capace di amare». Anche per quanto riguarda la metodologia dell'accompagnamento spirituale, le intuizioni della Saunders sono state innovative. «Dio è tutto al St. Cristopher e il nostro compito sarà quello di lenire le sofferenze fisiche e mentali dei pazienti in modo che essi possano ascoltarlo ed Egli sicuramente parlerà loro».[49] La religione è sempre al servizio di tutti, ma non è mai imposta.

«Al St. Cristopher non si va in cerca di conversioni sul letto di morte, ma si gioisce per le piccole trasformazioni in seno alla personalità e formazione spirituale dell'individuo stesso; trasformazioni che nascono dall'intimo della persona».[50]

---

48 Y. Johannot, *Les besoins spirituels que signifient-ils pour des athèes?*, in «JALMAV», 22, 1990, p. 45.

49 S. Du Boulay, *Un movimento per l'assistenza ai malati incurabili*, Jaca Book, Milano, 1987, p. 158.

50 S. Du Boulay, cit., p. 160.

«È possibile scoprire quello che c'è nel cuore delle persone conversando con loro in tutta tranquillità, non sottoponendole ad interrogatori in uno spazio di tempo palesemente limitato. Assume importanza determinante la "presenza" dell'infermiere, essa stimola la fiducia della persona assistita».[51]

Per il malato non è sempre facile aprire il suo mondo, le ferite, i timori, i valori che lo caratterizzano, le aspettative che talvolta da lungo tempo premono sui suoi pensieri ed affetti. All'infermiere spetta il compito di sapersi conquistare la necessaria stima professionale ed umana del paziente e di proporsi in una situazione interattiva di pari dignità, proporsi per essere accolto dalla persona come interlocutore elettivo, come un «compagno di un viaggio comune verso l'incontro con la verità».[52]

È necessario che l'infermiere abbia un atteggiamento di apertura, senza preconcetti, che proceda a tentoni, passo dopo passo, attimo per attimo, recettivo, flessibile, osservando attentamente i bisogni mutevoli dell'altro, ascoltandolo e al tempo stesso ascoltandosi interiormente (impulsi, intuito ecc.). L'infermiere deve «coltivare una mente che non sa», cioè una mente aperta, libera da pregiudizi, recettiva e non limitata.[53] «Mano a mano che il malato ti lascia entrare nel suo mondo, offrendoti la possibilità di identificare con sempre maggior chiarezza il problema che gli crea disagio, si costruisce l'alleanza spirituale, cioè quel si che tu e lui avete pronunciato consentendo di fare un cammino insieme. Alleandoti con il malato, t'impegni a sostenerlo nel proposito di superare una situazione problematica, di fare chiarezza su determinati aspetti della sua vita, di rivedere il rapporto tra la fede che professa e il suo comportamento..., aiutandolo ad attivare e utilizzare le risorse che egli possiede».[54]

2.1.6. Rispettare il ritmo del paziente

---

51 S. Du Boulay, cit, p. 157.
52 A. Brusco, Attraversare il guado insieme, Gabrielli, 2007.
53 F. Ostaseski, Saper accompagnare, Mondadori, 2006, p. 25.
54 A. Brusco, Attraversare il guado insieme, Gabrielli, 2007, p. 150.

«Non venire a me con l'intera verità: non portarmi l'oceano se sono assetato, né il cielo se chiedo luce; ma donami un raggio, un suggerimento, un po' di rugiada. Come l'uccello porto via solo una goccia d'acqua, e come il vento, solo un granello di sabbia» (R. Tagore).

A volte la tentazione è quella di voler andare troppo in fretta. Ci si affretta a rispondere, a giudicare, a consigliare, a rassicurare, o, talvolta, a condannare, a classificare ("un caso" in mezzo ad altri), ad interrogare ansiosamente per sapere, ecc. Tutto questo prima ancora che l'interlocutore abbia anche solo potuto esprimersi.[55]

Se un infermiere non rispetta il "ritmo" del paziente può accadere che, come afferma H. Nouwen, «a volte uno cerca consiglio e riceve un sermone, oppure vorrebbe essere ascoltato e riceve un discorsetto, oppure spera di ottenere delle informazioni e riceve un mugulio».

Il malato ha bisogno di essere compreso, sostenuto ed incoraggiato nel suo impegno, soprattutto nei momenti di stanchezza e di demotivazione, rispettato nel suo ritmo e nelle sue scelte.[56]

A volte gli stessi malati terminali esprimono il desiderio di rimanere consapevoli del proprio stato di salute e vigili. L'angoscia dei familiari o dell'equipe non deve interferire con il dovuto rispetto delle volontà e dei tempi/ritmi del malato. Per esempio, prima di procedere alla sedazione terapeutica/sedazione palliativa del paziente, sarà necessario garantire e soddisfare gli aspetti di ordine spirituale (problemi primari per la persona, che inducono notevole ansia, spesso legati al futuro dei propri familiari oppure agli aspetti riguardanti la morte prossima), poiché questi devono rientrare nella cura ordinaria della persona inguaribile. Nello stesso tempo una consapevolezza della propria dimensione spirituale da parte degli operatori, garantisce loro una maggior libertà nel momento in cui occorre valutare se procedere o no alla ST/SP (sedazione terapeutica/sedazione palliativa).[57]

Diventa importante accompagnare la persona assistita nel

---

55 J.F. Catalan, *Esperienza spirituale e psicologica*, San Paolo, Cinisello Balsamo, 1994, p. 130.

56 A. Brusco, *Attraversare il guado insieme*, Gabrielli, 2007, p 142.

57 *Documento SICP (Società Italiana Cure Palliative), Raccomandazioni della SICP sulla sedazione terminale / sedazione palliativa*, in «La Rivista Italiana di Cure Palliative», n. 1, 2008.

"mondo delle sue speranze", perse o acquisite, sminuite od ampliate. Il malato infatti vive una situazione di crisi ed è abitato da molte speranze, dalle più immediate, come il recupero della salute, alle più elevate. La speranza non ha solo un nome: la guarigione fisica; speranza è anche proporre un'altra terapia, speranza è assicurare il malato che non sarà abbandonato, speranza è poter rivedere la propria casa o gli amici, speranza è la promessa che si farà ogni sforzo per alleviare il dolore, speranza è avere qualcuno accanto nei momenti di solitudine e sconforto... ».[58] Tenere viva la speranza del malato non significa imbrogliarlo o far finta di negare la serietà della sua situazione con frasi falsamente consolatorie del tipo: "vedrà che passerà, non è grave, si faccia coraggio, finché c'è vita c'è speranza...", ma aiutarlo a valorizzare il positivo che ancora è possibile, a constatare un piccolo miglioramento avvenuto, a trovare motivi per continuare a lottare contro il male o infine ad affidarsi al proprio credo religioso per dare significato e "compimento" alla propria esistenza.[59]

È compito dell'infermiere cogliere il tipo di speranza che alberga nel malato nel momento in cui lo incontra. È partendo da ciò che la persona sta vivendo che l'infermiere può aiutarla a raggiungere la speranza che non delude. Nel periodo della malattia grandi e piccole speranze riempiono i pensieri e le conversazioni del malato, tanto che possiamo concordare con la constatazione che «se un malato cessa di esprimere una speranza, di solito è segno di morte imminente».[60]

Compito non facile dell'infermiere sarà quello di sostenere ed incoraggiare ogni espressione di speranza anche a livello umano, senza scavalcare troppo frettolosamente la serietà e la durezza del dramma che il morente sta vivendo.[61]

«È indispensabile ascoltare il paziente e rafforzare le sue speranze, non proiettare su di lui le nostre, altrimenti non potremmo aiutarlo».[62]

---

58 Dagli attii del convegno Quale spiritualità nelle cure palliative?, Brescia, 7 giugno 1996.

59 G. Cinà, Speranza dove sei? Le immagini della speranza nel mondo della salute, Camilliane, Torino, 1995, p. 88.

60 E. Kübler-Ross, La morte e il morire, Cittadella, 2005, p. 158.

61 D. Cauzzo, Luci nel tramonto, famiglie e operatori accanto ai malati terminali, Città Nuova, 2005, p. 103.

62 E. Kübler-Ross, Domande e risposte sulla morte e il morire, Ed. di Red Studio reda-

2.1.7. Stabilire un rapporto di vicinanza

Francesco era il marito di Clara, signora di 58 anni con tumore ai polmoni e metastasi al cervello. Ogni giorno vedevo Francesco accanto alla moglie, la dissetava, le rinfrescava il viso, la baciava, la pettinava, l'accarezzava, era attento a tutto e la capiva guardandola negli occhi, ne ascoltava ogni respiro, un' intesa perfetta; lui ripeteva spesso: Clara ed io siamo uniti cuore al cuore.

Percorso in solitudine, il cammino nella valle della sofferenza è duro da compiere; più duro ancora se tale valle è avvolta d'oscurità. La relazione tra il malato e chi lo assiste costituisce il punto cruciale dell'accompagnamento spirituale. Essa dev'essere tale da favorire nel malato il difficile processo interiore finalizzato ad accettare la realtà, a cogliere il senso di quanto sta vivendo, ad apprezzare quei valori che l'esperienza di sofferenza mette in luce, ad aprirsi ad orizzonti che trascendono quelli terreni. In questi anni, la relazione d'aiuto ha conosciuto un grande sviluppo. È stata evidenziata l'importanza fondamentale di alcuni atteggiamenti relazionali, quali l'ascolto, la comprensione empatica, la considerazione positiva, l'autenticità... che permettono di rendere effettiva ed efficace la prossimità al malato. Tale vicinanza aiuta il malato a non perdere la sua identità di soggetto, malgrado gli attacchi della malattia.[63]

La letteratura sulle cure palliative dà grande rilievo all'ascolto, vedendo in esso uno strumento privilegiato per un approccio alla spiritualità. Ascoltare è l'atto spirituale che fa percepire non solo le parole, ma anche i pensieri, lo stato d'animo, il significato personale e più nascosto del messaggio che ci viene trasmesso.[64]

Il prof. Rossi Mario Augusto insegnante all'Università di Padova, (uno dei pochi in Italia a sostenere, nella sua trentennale esperienza, l'importanza dell'ipnosi nel campo della medicina), afferma che «pochi tra gli esseri viventi sanno veramente ascoltare, l'uomo

---

zionale, p. 203.

63 *Dagli atti del convegno Quale spiritualità nelle cure palliative?, Brescia, 1996.*

64 *C. Rogers, Libertà nell'apprendimento, Giunti Barbera, Firenze, p. 253.*

ha le capacità e la possibilità di farlo, ma se lo dimentica».

L'ascolto è certamente una delle forme più efficaci di rispetto. L'ascolto attivo consente di accogliere l'altro in tutto ciò che è e vive, anche in ciò che rifiuta di sé, fornendogli la possibilità di esprimerlo; l'ascolto diventa così una delle carezze positive più efficaci, se sei ascoltato, sai di valere agli occhi del tuo interlocutore.[65]

Ascoltare non è altro che dare, guarisce con il potere della generosità. È un dono gratuito che non chiede nulla in cambio, un dono particolarmente prezioso per qualcuno che sta morendo. Per ascoltare bisogna svuotarsi, essere disponibili a ricevere senza aspettative e senza giudizi, pronti a lasciarsi stupire. Un ascolto di qualità richiede che l'attenzione sia diretta non solo all'altro, ma anche alla propria interiorità. Chi ascolta deve saper restare concentrato sulle sensazioni, sui sentimenti e sulle intuizioni che emergono dentro di sé, perché è proprio questa la chiave che gli consente di entrare in risonanza con l'altro.[66]

Quando si vuole ascoltare veramente, si fanno tacere tutti gli altri suoni e le altre voci; si possono sentire tante voci insieme come, per esempio, in una discussione, in un corteo, allo stadio; ma si ascolta solo una voce; non si ascoltano più persone insieme. Il vero ascolto è possibile soltanto nel silenzio di tutto il resto.[67]

2.1.8. *Alcune indicazioni sull'ascolto.*[68]

La capacità di ascolto dipende da fattori personali, dalla buona volontà, ma anche da apprendimento disciplinato. Ecco alcune indicazioni per un miglioramento della competenza sull'ascolto:

— non accorciare i tempi dell'ascolto, cadendo nella tentazione di aver capito tutto, con la conseguenza di rompere il

---

65 A. Brusco, *Attraversare il guado insieme, Gabrielli,* 2007, p. 101-102.

66 F. Ostaseski, *Saper Accompagnare, Mondadori,* 2006, p. 44.

67 G. Colombero, *Dalle parole al dialogo. Aspetti psicologici della comunicazione interpersonale,* Ed. Paoline, Cinisello Balsamo, 1987, p. 12.

68 A. Brusco, *Attraversare il guado insieme, Gabrielli,* 2007, p. 105.

fluire delle parole del malato;
— ascolta le cose importanti che il malato dice su se stesso, esplicitamente o implicitamente, attraverso il linguaggio non verbale. Ascolta non solo le parole e le frasi, ma anche le modificazioni da esse subite attraverso il paralinguaggio, cercando di percepire il messaggio dei sentimenti al di là dei contenuti;
— sospendi ogni giudizio sulla persona del malato e su quanto egli comunica, evitando di lasciarti trascinare da pregiudizi stereotipi;
— resisti alle tentazioni che ti vengono da fuori, cercando di ridurne la forza nel caso siano troppo intense;
— attendi prima di rispondere. Alcuni secondi di pausa dopo l'intervento del malato ti permettono di chiarire la risposta e, nello stesso tempo, offrono al tuo interlocutore la possibilità di precisare il proprio messaggio;
— non avere paura del silenzio che s'instaura durante la conversazione, apprendendo a sopportare le pause del malato, soprattutto quando quest'ultimo riflette su qualcosa che è stato detto, esplorando possibilità, chiarendo concetti o avviandosi a prendere una decisione;
— non dimenticare che la qualità del tuo ascolto si misura dalle risposte che tu dai agli interventi del malato.

«Un rapporto di vicinanza autentico si realizza avvicinando la persona assistita con un cuore ospitale che sa ascoltare».[69]

2.1.9. Aiutare la persona a utilizzare le proprie risorse spirituali

In ogni individuo vi è una potenziale risposta a questo interrogativo: cos'è che mi fa vivere? Si tratta di aiutare la persona ad utilizzare tale potenziale, fatto di doti, di cultura, di esperienza, di amore, di fede ecc.

Nell'ambito delle religioni vengono offerti numerosi aiuti, dalla preghiera, ai sacramenti o da altre pratiche. In un contesto non credente, non mancano le risorse. Conta molto nel rispondere a questo bisogno, la modalità di presentare e di offrire tali risorse.

---

69 L. Sandrin, A. Brusco, G. Policante, *Capire e Aiutare il Malato*, Ed. Camilliane, 1989.

Mano a mano che il malato lascia entrare nel suo mondo la persona che lo assiste, offre a quest'ultima la possibilità di identificare con sempre maggior chiarezza il problema che gli crea disagio, si costruisce così un' alleanza tra le due persone. Alleandosi con il malato, l'infermiere s'impegna anche ad aiutarlo ad attivare e utilizzare le risorse che egli possiede. Ogni persona possiede l'aspirazione a "vivere più pienamente", ma tale desiderio può diventare consapevole unicamente attraverso un lungo processo di ricerca.[70]

È compito non facile dell'infermiere quello di esplorare (attraverso la comunicazione, l'ascolto, il rispetto, la presenza e vicinanza) il mondo nascosto delle risorse interiori del malato; i valori, le passioni, le ideologie, le amicizie, la fede ecc., diventano, se portati alla luce dal malato, una "buona ricetta" per la sua cura spirituale.[71]

Inoltre, per poter aiutare la persona ad utilizzare le interiori risorse spirituali, l'infermiere deve essere disposto a uscire dal recinto protetto delle proprie credenze e difese psicologiche.

Infermiere e persona assistita scoprono insieme una dimensione spaziosa che trascende l'esistenza e al tempo stesso l'abbraccia; da qui scaturisce un riconoscimento più sentito del sacro nelle cose e dei gesti di ogni giorno. «Il nostro paradiso, la nostra illuminazione sono qui e ora: possiamo aiutare l'altro ad averne un assaggio prima che muoia».[72]

2.1.10. Aiutare a soddisfare il bisogno di autotrascendersi

«Le parole che nascono da una "fusione di orizzonti", dall'humus di una relazione genuina tra due esistenze, diventano nella loro verità eco non lontana, rimando non deformato alla Parola che riscalda e cambia il cuore».[73]

La parola che nasce dall'ascolto, dalla relazione autentica, deve mirare ad aiutare il paziente alla soddisfazione di quel bisogno di

---

70 A. Busco, *Attraversare il guado insieme*, Gabrielli, p. 152.

71 *Ivi*, p. 141.

72 F. Ostaseski, *Saper accompagnare*, Mondadori, 2006, p. 47.

73 G. Salonia, *Kairós, direzione spirituale e animazione comunitaria*, EDB, Bologna, 1994, p. 84.

dépassement, di auto superamento, che è presente in ogni persona, anche se non sempre è avvertito oppure è avvertito in maniera diversa. Si tratta di aprire la persona al mistero, «ad una comprensione più profonda di sé e delle cose, a lasciarsi inquietare da un interrogativo, da un annuncio che supera l'orizzonte abituale, ma che da esso trae sollecitazione. Si tratta di partire dalle esperienze del quotidiano per coglierne, nella luce e nell'ombra di cui sono portatrici, il rimando ad una ricerca, ad una Presenza».[74] In un'ottica religiosa, mi riferisco al cristianesimo, questa presenza trova una delle espressioni più efficaci nella preghiera e nella celebrazione significativa dei sacramenti, attraverso i quali l'esperienza umana viene "toccata" dalla forza risanatrice del Signore.[75]

Ma anche in ambito laico, numerose sono le possibilità di realizzazione di tale auto superamento, attraverso pratiche che si propongono di favorire l'apertura del cuore e la tranquillità e che rendono possibile il morire serenamente.

La prima di queste pratiche è quella della riflessione. Approssimandosi alla fine della vita, c'è un naturale desiderio di comprenderne il senso. Attraverso la riflessione, come esercizio spirituale, è possibile accostarsi al significato, allo scopo, al valore della propria esistenza. Questo processo può assumere molte forme creative. Nella maggior parte dei casi accade spontaneamente, attraverso le conversazioni e le reminiscenze sollecitate dal rapporto con familiari e amici; a volte tale processo spinge ad immergersi in vecchi album di fotografie, a ricercare conoscenti di vecchia data che si erano persi di vista, o a confezionare quaderni di ritagli. In molti casi sono i sogni a dare voce all'inconscio, rivelando significati rimossi o negati della vita quotidiana. «Spesso, quando incontro di primo mattino le persone che assisto, domando loro cosa hanno sognato. Bisogna tener presente che le parole non sono l'unico mezzo per comunicare. Una persona che sta per morire potrebbe voler esprimere la propria esperienza con un disegno, una scultura, o il linguaggio dei gesti».[76]

Oltre ai modi descritti ce ne sono altri ancora per incoraggiare la riflessione. Fondamentalmente lo si può fare mostrandosi di-

---

74 Ivi, p. 85.

75 Dagli atti del convegno *Quale spiritualità nelle cure palliative?*, Brescia, 7 Giugno, 1996.

76 F. Ostaseski, *Saper accompagnare*, Mondadori, 2006, p. 50.

sponibili, offrendo un ascolto non giudicante animato da sincera curiosità che stimola ad approfondire; si può cominciare con semplici domande aperte, come per esempio: "Raccontami di quando sono nati i tuoi figli". Oppure: "Da giovane eri un ribelle? Ci sono cose che vorresti dimenticare? C'è qualcosa che avresti voluto scoprire prima? Qual è la tua unica certezza nella vita?". È importante che l'infermiere metta da parte i suoi pregiudizi e porti nel dialogo un senso di stupore, lasciando emergere tutto ciò che la persona assistita prova nel suo intimo.[77]

«Allo Zen Hospice c'era un volontario che passava il tempo incoraggiando i pazienti a raccontare episodi della loro vita, registrava il tutto su un nastro e a casa trascriveva il testo, confezionando deliziosi libretti che restituiva a ciascun intervistato. È un atto potente consegnare a qualcuno le sue parole. Quando una persona racconta la sua storia e riflette su di essa si aprono possibilità molto concrete di auto-trascendersi».[78] Raccontare la propria storia permette di vedere le cose in prospettiva, notando particolari che in precedenza erano sfuggiti. Diventa fondamentale lasciar decidere alla persona assistita i ritmi e i limiti del processo di riflessione. Raccontarsi può essere un'occasione per esprimere gratitudine, ma può anche far emergere ricordi dolorosi che segnalano un bisogno di perdono e di riconciliazione.

Un'altra pratica che permette alla persona di auto-trascendersi è appunto quella del perdono.[79]

Il perdono sana le spaccature interiori, sblocca la paura e il risentimento che ci separano da noi stessi, dagli altri, dalla realtà che ci circonda. L'essenza del perdono è sgravarsi di un dolore antico. Il perdono è un gesto del cuore non della mente. È chiaro che l'infermiere prima di accompagnare un altro nel territorio del perdono deve averlo attraversato in prima persona.

La meditazione della persona riguardo al perdono consta di tre fasi: la prima consiste nel chiedere perdono a coloro che abbiamo offeso; nella seconda si perdonano le persone verso le quali si nutre risentimento; nella terza si perdona a noi stessi.

Ogni uomo per poter auto-trascendersi è chiamato all'incontro

---

77 *Ivi. p. 51.*

78 *Ibidem.*

79 *Ivi, p. 54.*

con l'altro, inteso come essere umano o entità superiore; è necessario che la persona non si chiuda mai su se stessa e sui propri bisogni, ma si apra a diversi tipi di relazione. L'infermiere è chiamato a creare un'apertura essenziale nella persona che assiste.

3. Il bisogno spirituale nelle differenti età della vita

3.1. Quando il malato è un bambino

«Le cure palliative includono il controllo del dolore e di altri sintomi in fase terminale di malattia e si rivolgono ai problemi psicologici, spirituali, sociali dei bambini e delle loro famiglie. Lo scopo delle cure palliative è quello di raggiungere la migliore qualità di vita per i piccoli pazienti e le loro famiglie in conformità ai loro valori».[80]

L'espressione della dimensione spirituale è influenzata anche dal livello di crescita e di sviluppo di una persona.

Una particolare attenzione deve essere posta sulla "condizione spirituale" del bambino malato e sull'esperienza dell'ospedalizzazione in età infantile.

La condizione di malattia, nel bambino si presenta complicata dalla sua immaturità cognitiva ed affettiva a capire ed accettare un'esperienza di dolore, disagio e privazione. Il bambino appare più indifeso dell'adulto di fronte al trauma della malattia e dell'ospedalizzazione, in quanto meno in grado di controllare, anche attraverso particolari meccanismi di difesa, emozioni e fantasie che sono tanto più angoscianti quanto più il bambino è piccolo.[81]

Ogni bambino sviluppa le proprie conoscenze iniziali sugli esseri umani e sul mondo attraverso le relazioni interpersonali. Se i

---

80 *Palliative Care far Children, 2000 American Accademy of Pediatrics. Pediatrics 106/2, p. 351-357.*

81 *L. Sandrin, A. Brusco, G. Policante, Capire e aiutare il malato, Ed. Camilliane, 1989, p. 89.*

bisogni di fiducia di base sono soddisfatti dai genitori e dall'infermiere, che dimostrano a loro volta sicurezza e un senso profondo del significato della vita, i bambini lo sentiranno in modo cinestetico e incorporeranno questo sentimento nel loro essere più intimo. Questo senso di fiducia, più tardi, si amplierà e diventerà più profondo, trasformandosi in fiducia nel mondo, nell'universo e in un "potere superiore". I bambini inoltre rispondono positivamente a coloro che trattano seriamente le loro domande sul mondo, sulla vita, sulla morte; sebbene i bimbi non affrontino questi argomenti in modo razionale, essi intuitivamente hanno un senso di profondo interesse spirituale dell'esistenza.[82]

I bambini possono pensare secondo una prospettiva storica e vedere se stessi come parte del loro gruppo familiare. L'uso della "storia" è una strategia importante per dare significato all'esperienza. È un periodo in cui le leggende, le credenze e i simboli assumono un'importanza comunicativa enorme. Desideri, bisogni, fatti, fantasie possono apparire a volte confusi, ma il bambino sta ancora tentando di dare un senso al mondo.[83]

II bambino si costruisce una sua interpretazione della malattia, come per dare un senso a ciò che vive (dieta, punture, isolamento ecc.), più spesso in termini di colpa o di punizione per qualcosa che ha combinato o anche solo desiderato. Comprendere le concezioni che il bambino ha della malattia e le sue interpretazioni dei vari interventi diagnostici e terapeutici potrebbe aiutare gli operatori sanitari a meglio rispondere ai bisogni del bambino malato;[84] se i suoi bisogni (bisogno di attenzione, di calore, di esser coccolato, amato, nutrito ecc.) non sono stati sufficientemente soddisfatti e se, a causa di ciò, si è sentito abbandonato, egli rivivrà, in maggiore o minore intensità, queste situazioni di infelicità in occasioni di sofferenze fisiche o di separazioni. È così che l'ansia già esistente, ma abitualmente celata, imprime la propria colorazione al vissuto della malattia e della sofferenza fisica attuale.[85]

Per il bambino è importante che l'infermiere chiarisca realtà e

82 R.F. Craven, C.J. Hirnle, *Principi fondamentali dell'assistenza infermieristica*, Casa Editrice Ambrosiana, 2004, II edizione, p. 1460.

83 Ivi, p. 1460.

84 L. Sandrin, A. Brusco, G. Policante, *Capire e aiutare il malato*, Ed. Camilliane, 1989, p. 91.

85 C. Pericchi, *Il bambino malato*, Cittadella Assisi, 1984. p. 37.

fantasia quando vengono eseguiti interventi medici e procedure. Spesso, una fiaba che ricordi la situazione del bambino aiuterà il processo di orientamento alla realtà. L'accettazione ed il chiarimento delle esperienze sono modi efficaci di offrire significati al bambino.[86]

È fondamentale che fin dalla prima visita si crei un'alleanza tra bambino ed infermiere, basata inizialmente sulla fiducia. Entrano a far parte dell'alleanza con il bimbo anche altre figure quali: altri membri dell'equipe, amici, familiari.

Il bambino malato e la sua famiglia non devono essere lasciati soli con le loro angosce, le loro incertezze, i fantasmi delle loro fantasie, ma deve iniziare per loro un cammino il più strutturato e supportato possibile: è essenziale creare con loro una comunicazione aperta e franca che li aiuti a capire e gestire la malattia. Non si deve aver paura di parlare e spiegare al bambino "cosa si farà, perché si farà, quando si farà, come si farà", il tutto con le dovute maniere comunicative.[87] Il mistero aumenta nel bambino fantasie negative, dove manca la comunicazione, ogni intervento è vissuto come un'aggressione ed egli può avere la sensazione di vivere una realtà spaventosa di angoscia e abbandono.[88]

"Essere trasparenti" col bambino vuol dire saper comunicare, e saper comunicare vuol dire mettere in comune qualcosa, quindi dare ma saper anche ricevere da loro... e i bambini danno molto; i bambini sono i migliori maestri, il loro insegnamento però è molto spesso non verbale e quindi va accolto e ricercato nel loro modo di "essere" e star loro vicini.[89]

Se il bambino ha bisogno di sapere, ha soprattutto il bisogno di vedere e controllare; questo permette a volte di diminuire l'angoscia del bambino.

L'accompagnamento del bambino terminale non comporta solo il calibrare gli aspetti delle cure palliative, per limitare al massimo le conseguenze della sofferenza fisica, ma soprattutto la possibilità

---

86 R.F. Craven. C.J. Hirnle, *Principi fondamentali dell'assistenza infermieristica*, Casa Editrice Ambrosiana, 2004 II edizione, p. 1473.

87 M. Papini, D. Tringali, *Il pupazzo di garza, l'esperienza della malattia potenzialmente mortale nei bambini e negli adolescenti*, Firenze University Press, 2004, p. 41-43.

88 C. Cristini, *Vivere il morire, l'assistenza nelle fasi terminali*, Aracne, 2007, p. 150.

89 M. Papini, D. Tringali, *Il pupazzo di garza, l'esperienza della malattia potenzialmente mortale nei bambini e negli adolescenti*, Firenze University Press. 2004, p. 88.

di mantenere aperto un canale emotivo e spirituale fatto di comunicazione e ancor più di ascolto. Ciò richiede agli operatori sanitari un grande impegno in termini di risorse personali e di competenze nella gestione della comunicazione che deve mantenersi aperta ai veri bisogni del bambino.[90] Il bambino è precocemente in grado di comprendere la gravità delle sue condizioni e di percepire se gli adulti intorno a lui possono o meno sostenerlo in questa situazione. Si è visto che, quando l'adulto è in grado di offrire al piccolo paziente un ascolto rispettoso delle sue paure e delle sue domande, il bambino morente desidera mantenere una comunicazione che gli permetta una "pensabilità" della sua situazione.[91]

L'approccio al bambino, per poterlo accompagnare spiritualmente, deve essere un insieme di comunicatività e di cuore.

Il rispetto dello stato d'animo dei bambini e dei genitori da parte di operatori che sappiano accogliere, essere disponibili empaticamente ad ascoltare il dolore, la paura, il silenzio o il pianto è il sostegno spirituale migliore che si possa offrire ai bambini e ai genitori.[92]

3.2. Quando il malato è un adolescente[93]

Nella fase adolescenziale inizia l'abilità potenziale del pensiero astratto, di concettualizzare e sintetizzare. Gli adolescenti nel tempo della malattia possono fare domande più sofisticate e filosofiche, verificando la verità delle risposte, valutando i comportamenti altrui e notandone le incongruenze.

L'adolescenza è un periodo durante il quale i ragazzi sviluppano il loro stile personale, basandosi sulle proprie credenze, attitudini e valori. Sebbene l'adolescente sia individualmente coinvolto in questa sintesi personale d'identità, svolge questa funzione principalmente all'interno del gruppo dei pari; mutualità e relazioni interpersonali hanno un importante impatto.

---

90 C. Cristini, *Vivere il morire, l'assistenza nelle fasi terminali*, Aracne, 2007, p. 149.

91 Ivi, p. 150.

92 C. Cristini, *Vivere il morire, l'assistenza nelle fasi terminali*, Aracne, 2007.

93 R.F. Craven, C.J. Hirnle, *Principi fondamentali dell'assistenza infermieristica*, Casa Editrice Ambrosiana, 2004, II edizione, p. 1460, 1475.

Per gli adolescenti, lo sviluppo di uno stile personale e l'interazione con il gruppo dei pari rimangono priorità anche quando sono ammalati.

L'infermiere può essere disponibile con i pari adolescenti, coinvolgendoli attraverso l'incoraggiamento a dare la loro disponibilità, anche attraverso visite, telefonate o lettere. In alcuni casi l'infermiere può attivarsi nel chiedere sostegno anche ad altri gruppi vicini all'adolescente, come quello della scuola o della comunità religiosa.

È importante che l'adolescente non si veda abbandonato.

È anche possibile che gli adolescenti, amici del giovane malato, possano aver bisogno di un'opportunità per esplorare le proprie risposte alla malattia e alla sofferenza, lavorando sui sentimenti nei confronti della vita. I giovani leader, l'infermiere, il rappresentante religioso o altre figure dell'equipe sono risorse per questo tipo di esperienze.

Gli adolescenti sono in grado di concettualizzare una relazione personale con Dio. Al momento della malattia essi possono fare domande sul significato dell'esperienza, provare a integrarla nella loro vita, come molti adulti farebbero in circostanze simili. Questi problemi possono essere discussi nel corso dell'anamnesi infermieristica e dell'accertamento. L'infermiere che si trovasse in difficoltà nel comunicare con l'adolescente ha il dovere di chiedere aiuto al rappresentante religioso e ad altri membri dell'equipe.

3.3. *Quando il malato è un giovane adulto*[94]

Il giovane adulto chiarisce le sue credenze personali e responsabilità in base all'esperienza e alle relazioni. I valori, le credenze e le attitudini di ognuno cambiano come risultato dell'interazione in mondi diversi, in ambienti pluralistici, che possono essere stressanti e paurosi. Inoltre lo stimolo della religione spinge a riflettere sulla propria fede personale e sul significato della vita.

L'infermiere che si rende disponibile con il giovane adulto

---

94 *R.F. Craven, C.J. Hirnle, Principi fondamentali dell'assistenza infermieristica, Casa Editrice Ambrosiana, 2004, II edizione, p. 1475.*

all'ascolto, al sostegno, a validare sentimenti ed esperienze, faciliterà l'esplorazione del significato della morte o il significato delle esperienze di vita. È anche importante continuare ad essere di sostegno alla famiglia del paziente e al gruppo sociale, perché queste relazioni possono dare un significato alla vita del giovane.

L'infermiere deve comprendere che i giovani adulti hanno bisogno di una consulenza spirituale, per cui deve essere aperto ad esplorare con i pazienti tutte le possibilità per assolvere pienamente questo ruolo.

Arrivati alla mezza età, gli adulti hanno una visione più ampia del mondo e delle sue contraddizioni. La risoluzione di queste contraddizioni sta nel fatto di essere capaci di vederle e convivere con esse, di non spaventarsi per le diversità, ma aprirsi ad esse. Molte persone, descritte come "sagge", in qualche modo hanno molto da insegnare agli altri. Un giovane infermiere può far crescere la sua personalità trascorrendo del tempo con adulti che hanno lavorato sui paradossi della salute e della malattia.

Essere disponibili all'ascolto, al sostegno e alla riflessione con il paziente fa si che l'infermiere possa ottenere una comprensione dei bisogni della persona assistita. Accettando la possibilità di una relazione mutuale, l'infermiere ha l'opportunità di dare nuovi significati e speranze al paziente; rischiare la mutualità dimostra vero rispetto e assistenza, che alla fine aumenta la conoscenza di sé, sia dell'infermiere che della persona assistita.

3.4. Quando il malato è un anziano

«...ma quando ritornò il professore mi ritoccò, mi riprovò la febbre; egli scrollava la testa ed io richiudevo gli occhi. Allora non andava proprio bene. Ma la suora, appena aprivo, gli occhi mi guardava con tutte le pupille; stava sempre seduta vicino. Così, lei mi dava coraggio. Quella suora ragazza sapeva dare il senso che basta, il calore di una mano per scaldare un corpo vecchio che sta raffreddandosi. L'accompagnamento spirituale del signor Davide, mentre lottava tra la vita e la morte, era passato attraverso l'umanità di quella giovane suora».[95]

Le reazioni alla malattia e all'ospedalizzazione nelle persone anziane hanno delle particolarità; quest'ultime devono essere prese in considerazione dall'infermiere, per poter assistere, in maniera adeguata, la persona anziana nel suo bisogno spirituale.

Nell'anziano malato l'attenzione si concentra sul proprio corpo che, con le sue esigenze e i suoi disturbi, diviene il tema centrale della vita. Nella mente dell'anziano l'essere malato e il sentirsi inutile non vengono spesso distinti. E questo sentimento lo porta all'introversione, a sintomi depressivi, ed infine, alla depressione.[96]

Quando subentra la malattia, l'anziano vede accentuarsi la sua situazione di dipendenza, diviene ancor più consapevole della sua debolezza e, purtroppo, della sua solitudine; si rende conto di rappresentare un problema ed un peso per i familiari e tende a reagire al timore di essere abbandonato con atteggiamenti contrastanti: qualcuno minimizza i suoi disturbi, altri aumentano l'ansia di cure e protezione.[97]

L'infermiere deve essere recettivo della situazione esistenziale del morente, immedesimarsi con i dolorosi risvolti ch'essa produce nello stato d'animo dell'anziano. La percezione della graduale perdita di ogni ruolo significativo, delle profonde modificazioni dell'immagine ch'egli nutriva di sè, della progressione matematica dei suoi limiti, della forzata dipendenza fisica e sociale, che assume proporzioni degradanti quando l'igiene intima non è più controllabile, influiscono sull'animo disastrosamente. Nello stesso tempo si riattivano problemi non risolti nell'ambito della famiglia, rotture di relazioni affettive, l'isolamento, il vuoto relazionale, la terribile sensazione dell'abbandono, l'esclusione da ogni decisione sul come vivere la giornata e come affrontare la morte. Le limitazioni crescenti riducono il controllo emotivo, modificano e annullano la dignità.[98]

Succede che anche i familiari non sono preparati a comportarsi

---

95 D. Casera, *Il passaggio all'altra sponda*, Ed. Salcom, 1985, p. 31.

96 L. Sandin, A. Brusco, G. Policante, *Capire e aiutare il malato*, Ed. Camilliane, 1989, p. 103.

97 A. Quadrio, *Argomenti di psicologia medica per operatori assistenziali e sanitari*, La Scuola, Brescia, 1980, p. 156.

98 M. Petrini, F. Caretta, L. Antico, R. Bernabei, *L'accompagnamento della persona anziana morente*, CEPSAG, Università Cattolica del Sacro Cuore, 1994, p. 197.

in maniera conveniente con chi va lentamente degradando verso la morte. La nuova realtà aggiunge tensioni a tensioni già esistenti. A volte tutto il sistema delle comunicazioni, già di per sé difficile, si guasta ulteriormente e diventa arduo ristabilirlo.[99]

In questo mondo, nel quale il processo del morire della persona anziana è portatore di travaglio e di tensioni, è chiesto all'infermiere di espandere tutta la sua capacità di coinvolgimento empatico. Vuol dire immedesimarsi in quelle situazioni e sentirle come proprie, vedere con gli occhi dei pazienti ed ascoltare con i loro orecchi, sentire con il loro cuore.[100]

L'ascolto ed il sostegno sono una parte essenziale del ruolo dell'infermiere per comprendere come l'anziano paziente interagisce con la sua situazione di malattia. Compito dell'infermiere può essere quello di usare delle strategie di revisione della vita (vedi par. "Aiutare a soddisfare il bisogno di auto trascendersi"), in cui al paziente è data l'opportunità di raccogliere esperienze del passato e cercare di comprenderle.[101]

Quando le infermità aumentano, gli anziani possono non essere più in grado di partecipare come prima ai rituali di fede insieme alla propria comunità. A questo punto, l'infermiere ha il dovere, se la persona lo desidera, di facilitare i rapporti con il rappresentante della comunità e con gli amici, facendo in modo che l'anziano riceva visite regolari, una continua "presenza affettuosa" che dà significato e speranza.[102]

Spesso gli anziani hanno vissuto esperienze di perdita, con familiari e amici che sono morti negli ultimi anni; per questo l'anziano può sentire il bisogno di formare nuove relazioni con persone più giovani, ma può anche dover scendere a patti con la propria mortalità. Non è importante fornire risposte, ma piuttosto dare l'opportunità al paziente di discutere della morte e delle sue scelte su come dovrebbe essere gestita questa situazione.[103]

L'infermiere deve accompagnare la persona rispettandone i ritmi spirituali, che sfuggono ad ogni schema prefissato, ma sono

---

99 *Ivi, p. 198.*

100 *Ibid.*

101 *R.F. Craven, C.J. Hirnle, Principi fondamentali dell'assistenza infermieristica, Casa Editrice Ambrosiana, 2004, II edizione, p. 1475.*

102 *Ibid.*

103 *Ibid.*

densi di significato e contenuto.

Più di qualche infermiere si chiederà: non è esigere troppo, nelle nostre giornate già così piene, nelle nostre ore di lavoro sovraccariche, di farci "prossimi" anche nelle sofferenze morali, nelle tribolazioni esistenziali, nelle solitudini, negli abbandoni, nel vuoto relazionale dei nostri anziani? Risposta: quando c'è come una segreta simmetria, quasi un contagio emotivo, un'immedesimazione esperienziale, affettiva e vitale, con le dolorose condizioni dei nostri pazienti prossimi a morire, e tutto questo costituisce per noi come un'attitudine iscritta nella nostra personalità, un modo di reagire alle situazioni abituale e spontaneo, quasi una seconda natura, allora il nostro "aver cura" ed il nostro "assistere" i morenti raggiungeranno quelle note ottimali che rendono benefica e gradita la nostra azione. Troveremo modi e parole adatte a mantenere attorno ai nostri pazienti anziani, arrivati al traguardo, un clima disteso, di accettazione coraggiosa e dinamica, di affidamento al mistero della vita e della morte. E in questo clima di presenza umana e partecipe, solidale e fraterna ci riuscirà di coinvolgere i familiari disorientati e sprovveduti.[104]

3.5. L'accompagnamento spirituale della famiglia

Erano circa le 21.30 quando entrai a fare una delle mie solite visitine. Nella stanza seduta accanto al letto del suo babbo Giuseppe, in stato soporoso, c'era Luisa. Luisa piangendo impaurita mi chiede: «Verrà ancora a farci visita? ho tanta paura, è la prima notte che faccio assistenza al mio babbo, passerà la notte?».

Non possiamo aiutare in modo significativo il malato inguaribile senza includere la sua famiglia. Essa ha un ruolo importante durante il tempo della malattia e le sue reazioni contribuiscono molto all'atteggiamento che il malato assumerà di fronte alla malattia.[105] Il supporto umano e spirituale dei familiari è perciò parte impor-

---

104 M. Petrini, F. Caretta, L. Antico, R. Bernabei, *L'accompagnamento della persona anziana morente*, CEPSAG, Università Cattolica del Sacro Cuore, 1994, p. 199.

105 E. Kübler-Ross, *La morte e il morire*, Cittadella Editrice, 2005, p. 182.

tante dell'assistenza infermieristica, poiché tutto il nucleo familiare viene turbato da una situazione di malattia grave, la quale, specie se prolungata, può modificare profondamente le persone e gli stessi rapporti all'interno della famiglia.[106]

L'intera famiglia viene a vari livelli coinvolta dalla presenza di un proprio membro morente, sia che egli sia istituzionalizzato, sia che viva presso la propria casa.

Man mano che la malattìa entra nella fase terminale, avvengono nella famiglia una serie di cambiamenti legati alla perdita del ruolo indipendente del paziente, ai cambiamenti di responsabilità all'interno del gruppo familiare, al concentrarsi delle energie psicologiche e di tempo sulla nuova realtà, alle relazioni spesso difficili e conflittuali con le strutture sanitarie e con gli operatori che vi operano, alle modificazioni dei ritmi di vita e di lavoro, alle possibili difficoltà economiche.[107] La prova della morte e della malattia porta allo scoperto nella famiglia quanto è già implicito in essa e costringe a fare la verità a tutti i livelli: lo spessore umano dei caratteri, le dinamiche dei rapporti reciproci, il confronto tra le diverse generazioni, la disponibilità a farsi carico gli uni degli altri, la forza nel sopportare le avversità, fino anche alla qualità della fede ricevuta dai genitori e trasmessa ai figli. Le famiglie dove era già presente un certo grado di maturità e soprattutto l'amore tra i componenti, ne escono rafforzate; nelle altre al contrario esplodono le contraddizioni e le inconsistenze già presenti ma fino ad allora taciute.[108]

L'infermiere deve prendere in considerazione i sentimenti, le paure, tutte le reazioni dei familiari, per instaurare un clima supportivo ed aiutare indirettamente anche il paziente. Diventa importante per l'infermiere stabilire un rapporto comunicativo con la famiglia della persona assistita. Tuttavia, se a volte è difficile comunicare con il paziente, la relazione con i familiari risulta ancor più complessa e a rischio di fraintendimenti. Spesso è necessario condurre parallelamente la comunicazione con il malato e con la sua famiglia, per favorire una corretta circolarità interattiva, il più possibile scevra da imbarazzanti, pericolosi imprevisti, per facili-

---

106 M. Petrini, *Morente, accompagnamento*, in Aa.Vv., *Dizionario di Teologia Pastorale Sanitaria*, Camilliane, Torino, 1997, p. 756.

107 L. Sandrin, *Malati in fase terminale*, Piemme, Casale Monferrato, 1997, p. 63.

108 D. Cauzzo, *Luci nel tramonto*, Città Nuova, 2005, p. 67.

tare una convergenza di atteggiamenti emotivi e di elaborazione
che si susseguono e mutano nel corso della malattia. La comunicazione non è mai statica, ma si plasma di continuo, si modifica e si
sviluppa con il variare delle condizioni di salute del malato e della
sua volontà di giungere alla verità che non sempre corrisponde a
quella del clinico e dei familiari.[109]

Da uno studio effettuato sui familiari caregiver di pazienti in
fase avanzata/terminale di malattia (studio svolto dal Servizio di
Psicologia della Fondazione Salvatore Maugeri IRCCS - Istituto
Scientifico di Montescano (PV), in collaborazione con i medici ed
infermieri dell'Unità Operativa di Cure Palliative di Mede, provincia di Pavia), sono emersi alcuni stati d'animo ed emozioni ricorrenti: tra i familiari sono frequenti i vissuti di dolore e tristezza;
emerge spesso la paura legata all'imminente morte del proprio caro; a volte sopraggiunge un distacco, sia fisico che emotivo, come
mezzo per gestire un carico emotivo insopportabile. È presente la
preoccupazione per il futuro di una vita quotidiana che andrà riorganizzata; in alcune persone si evince un vissuto di grande solitudine, e talvolta dolore causato da sensi di colpa. Il familiare si trova quindi non solo affaticato da un importante carico assistenziale,
ma anche gravato interiormente da una complessità emotiva che
spesso richiede uno sforzo empatico significativo da parte del personale sanitario.[110]

Per accompagnare spiritualmente la famiglia della persona assistita l'infermiere deve saper:[111] [112]

— coinvolgere e rispettare la famiglia nell'assistenza al morente: con l'umiltà di imparare a conoscere gli stili delle
persone con cui si collabora, senza la presunzione di capire
sempre e subito tutto;
— accompagnare la famiglia con l'attenzione di sostituirla
laddove non riesca o non possa;
— sostenere il famigliare nella scelte di comunicare o non, in

109 C. Cristini, Vivere il morire, l'assistenza nelle fasi terminali, Aracne, 2007, p. 200.

110 A. Giardini, P. Ferrari, P. Preti, E.E. Vigone, Le emozioni del familiare caregiver in cure
palliative nella fase di fine vita, in «La Rivista Italiana di Cure Palliative», n. 2, estate
2008.

111 Ivi, p. 86.

112 E. Kübler-Ross, La morte e il morire, Cittadella Editrice, Assisi, 2005.

modo leale e chiaro con il malato: se si trovano ostacoli in questo percorso, è inevitabile rispettare la gradualità richiesta;

— rassicurare la famiglia che potrà contare sul sostegno dell'equipe in qualsiasi momento;

— mostrare disponibilità a confrontarsi con temi e fantasie depressive;

— facilitare l'espressione emozionale del dolore e della disperazione (grida, pianti, ecc.);

— sostenere la famiglia che si confronta con la prossimità della morte del congiunto, dare ascolto alle preoccupazioni che emergono;

— garantire la presenza ai familiari durante le ultime ore di vita e dunque nel decesso;

— prevenire il crollo psicofisico a causa di un'assistenza stressante e faticosa, di dissidi e rotture interfamiliari senza soluzione. Aiutare perciò i familiari a mantenere un sano equilibrio fra il servizio al malato e il rispetto dei propri bisogni personali; chiedere ai familiari se desiderano la presenza di un rappresentante religioso e attivarsi in merito;

— trattare con compassione e comprensione i familiari senza giudicare e criticare; dare ad essi l'ascolto, la vicinanza e la possibilità di esprimere i propri sentimenti.

3.6. *Quando la risposta infermieristica al bisogno spirituale è inadeguata o difficoltosa*

Quando si ha a che fare con l'assistenza spirituale, gli infermieri devono essere attenti sia per evitare di non assistere i pazienti in questi bisogni sia per non coinvolgere essi stessi senza il desiderio della persona assistita.

Ci sono numerose ragioni per cui l'infermiere può evitare l'assistenza spirituale, e queste includono: il disagio provato dagli infermieri nel gestire la propria spiritualità[113], l'assegnare meno valo-

---

113 B. Goldberg, *Connection: an exploration of spirituality in nursing care*, in "J Adv Nurs", pp. 836-842; Harrison J., *Spirituality and nursing practice*,] Clinical Nurs, 2 (1993), pp.

re e importanza al bisogno spirituale, l'avere scarsa o nessuna preparazione educativa all'assistenza spirituale o credere che questa sia esclusivo compito del sacerdote. Di solito, le troppe richieste e il troppo poco tempo riducono le opportunità di fornire un'assistenza adeguata.

Grandstrom (1985) ha identificato cinque valori problematici complessi fra infermieri e pazienti:[114]

— pluralismo/difficoltà culturali: gli infermieri ed i pazienti abbracciano un ampio spettro di credenze e valori, per questo a volte possono sorgere incomprensioni e difficoltà nel comprendere chi ha un credo differente e diverse visioni culturali;
— paura: correlata a non essere capaci di gestire le situazioni, di intromettersi nella privacy del paziente o di fare confusione sul proprio sistema di valori e credenze;
— consapevolezza della propria ricerca spirituale: ciò che dà significato, scopo, speranza e senso di amore nella propria vita;
— confusione: la confusione per le differenze fra i concetti religiosi e spirituali;
— attitudini di base: occorre che gli operatori siano preparati all'ascolto, abbiano risolto le proprie paure personali riguardo alla malattia, all'invecchiamento, alla disabilità e alla morte.

Long (1997)[115] ha studiato la spiritualità in relazione alle strategie di coping proprie dell'infermiere quando interagisce con i pazienti sofferenti, e ha concluso che gli infermieri che agiscono come guide spirituali si sentono frustrati, senza aiuto e ansiosi. Siccome alleviare la sofferenza è un obiettivo essenziale dell'assistenza infermieristica, c'è il chiaro bisogno di aiutare gli infermieri ad interagire e lavorare efficacemente con queste situazioni.

211-217.

114 R.F. Craven, C.J. Hirnle, *Principi fondamentali dell'assistenza infermieristica*, Casa Editrice Ambrosiana, 2004, II edizione, p. 1463.

115 Ibid.

Kreidler (1984) afferma:[116] «Il disagio spirituale si incontra nell'incoraggiamento e nella preservazione della vita, e si accompagna alla credenza che ogni vita umana ha un significato; che nessuno mai vive, soffre o muore invano». Così, gli infermieri hanno bisogno dell'opportunità di riflettere sulla loro propria filosofia e sul proprio sistema di credenze.

In conclusione, per un'assistenza adeguata, sia l'infermiere che il malato devono essere al centro di un sistema di relazioni basato sulla sincerità e sul rispetto della propria umanità, tenendo presente che umanizzare l'assistenza non vuol dire essere più buoni, ma dare risposte più complete e adeguate alle esigenze della persona assistita.

---

116 *Ibid.*

4. Spiritualità e cure palliative nel contesto anglosassone e in quello italiano

Nella tradizione occidentale, l'accompagnamento spirituale ha sempre fatto parte dell'assistenza del malato morente, seguendo modalità che si sono diversificate sotto la spinta di svariati fattori. Tuttavia è solo da poco che tale accompagnamento tende ad essere inserito nei programmi terapeutici rivolti a questa categoria di pazienti.[117]

Tra i molteplici fattori che hanno facilitato questo cambiamento, uno dei più significativi è costituito dall'affermarsi della filosofia delle Cure Palliative. Sin dalla loro origine, infatti, esse hanno dato un' importanza a questo aspetto della cura. Ciò si è verificato soprattutto negli hospice, istituzioni consacrate alla cura e all'assistenza dei malati morenti.

4.1. *Evoluzione della filosofia dell'hospice e delle cure palliative: il panorama anglosassone*

Il movimento degli *hospice*, iniziato da Cicely Saunders si è sviluppato rapidamente, soprattutto nella Gran Bretagna e negli Stati Uniti, assumendo modalità strutturali diversificate. Infatti accanto agli hospice autonomi, cioè fisicamente separati dalle istituzioni ospedaliere, sono sorte le "Unità di cure palliative" che, pur mantenendo una certa autonomia funzionale, sono collocate all'in-

---

117 A. Brusco, *L'accompagnamento spirituale del morente*, in G. Di Mola (a cura di), *cure Palliative. Approccio multidisciplinare alle malattie inguaribili*, Masson, Milano, 1988, pp. 309-312.

terno di una struttura ospedaliera; inoltre sono sorte anche le "Unità di cure palliative domiciliari" (UCPD), formate da équipe che, oltre a garantire una risposta ai bisogni assistenziali del malato, svolgono un servizio di supporto per la famiglia e i servizi ospedalieri di consulenza di terapia del dolore e cure palliative.

Se il fondamento cristiano del St. Cristopher ha influenzato centinaia di hospice, ciò non ha impedito il verificarsi di cambiamenti nella filosofia ispiratrice. Tra i fattori che hanno determinato progressivamente tale trasformazione sono da ricordare: l'introduzione delle cure palliative nel sistema sanitario (nel 1987, in Inghilterra la medicina palliativa è diventata una specialità accademica); la professionalizzazione del personale che ha messo in questione l'impegno missionario che caratterizzava quanti lavoravano nel St. Cristopher; la medicalizzazione degli hospice con il rischio di un predominio del fisico sul sociale e sugli aspetti spirituali della cura...[118]

Il fenomeno della secolarizzazione, poi, ha portato alla ridefinizione della spiritualità, tradizionalmente coincidente con il religioso.

In un importante convegno, a cui partecipò anche Cicely Saunders, celebrato all'Università di Yale nel 1986, per esaminare la componente spirituale della cura praticata negli hospice, venne spiegato perché il nuovo hospice del Connecticut aveva rifiutato di caratterizzarsi come cristiano, optando per una spiritualità fatta di valori tratti anche da altre tradizioni religiose e dalla filosofia umanista: amore, compassione, servizio. Infatti il bisogno di amare e di essere amati, perdonati, e di auto trascendersi è comune a tutti gli uomini...

L'ethos cristiano della cura ai malati non viene eliminato, ma per molti assume una tonalità secolare, assorbendo gli apporti di altre religioni e movimenti religiosi e culturali. Significativa è un'affermazione emersa in quel congresso: «noi avvertiamo come équipe che lo spirituale è più ampio del religioso, implicando il senso e lo scopo della vita come definito dal paziente e dai suoi familiari».

Nei paesi anglosassoni l'attenzione alla dimensione spirituale

---

118 M.C, Wright, *Spirituality: a developing concept within the palliative care*, dattiloscritto, pp. 1-13.

dell'assistenza al malato ha accompagnato costantemente il percorso delle cure palliative, modificandosi sotto l'impulso di numerosi fattori culturali.[119]

4.2. Il panorama italiano: la via italiana dell'assistenza ai malati terminali e l'attenzione al bisogno spirituale[120]

In Italia, le Cure palliative hanno iniziato con dei programmi di assistenza domiciliare. L'idea di hospice è venuta gradualmente evolvendosi negli anni e non è stata una delle prime preoccupazioni del movimento che ha portato alla nascita della medicina palliativa in Italia. I primi hospice italiani, la Domus Salutis di Brescia, quelli della Casa di Cura Capitanio e del Pio Albergo Trivulzio di Milano, erano visti come delle esperienze che non avrebbero avuto futuro in Italia. E questo per motivi di ordine culturale, primo tra i quali l'inaccettabilità da parte della popolazione di strutture destinate ai morenti.

Lentamente si è avviato un dibattito sulla necessità di occuparsi anche degli aspetti residenziali delle cure palliative: un' attività " matura" di medicina palliativa, infatti, non può fare a meno di una struttura dedicata alla degenza piena che integri, completandola, la fondamentale opera di assistenza domiciliare. I motivi che hanno portato a questa evoluzione sono stati molteplici e sono legati all'emergere di esigenze cliniche riferite alla continuità di cura, alle problematiche sociali e psicologiche del malato e della sua famiglia, alle necessità di trattamenti antalgici un poco più sofisticati, al dramma dei malati terminali soli o senza fissa dimora. Un approccio razionale e politicamente corretto alla vicenda, ha portato alla legge 39 del 1999 che ha delineato il quadro organizzativo delle cure palliative ed ha avviato decisamente il processo di diffusione degli hospice in Italia, chiamati "centro residenziale di cure palliative". In questo processo che ha portato all'affermarsi delle Cure Palliative in tutte le loro modalità, l'attenzione alla dimensio-

---

119 B. Rumbold, *Spirituatity and Palliative Care: Social and Pastoral perspective*, Oxford University Press, South Melbourne, Victoria, Australia, 2002.

120 Dagli atti del convegno "E quando si fa sera", Brescia, 2005 e G. Zaninetta, *La via latina delle cure Palliative*.

ne spirituale della cura del morente non è stata assente. Del resto come poteva essere ignorato il riferimento a tale dimensione presente in tutti i documenti sulle Cure Palliative, a cominciare da quello dell'Organizzazione Mondiale della Salute?

Inoltre, va ricordato che l'attenzione alla dimensione spirituale della persona trova appoggio in quella che possiamo chiamare medicina della persona, secondo la quale dietro ogni malattia c'è la presenza di un soggetto umano che "struttura" la "sua" malattia, facendone un elemento della sua biografia. Occorre, quindi, avvicinarsi all'uomo in una maniera globale, che non lo mutili nella sua esperienza completa, che non elimini o disconosca il settore della soggettività. Dalla medicina della persona deriva l'approccio globale del paziente e un modo d' assistenza che al curare integri anche il prendersi cura.

Nella tradizione italiana però, l'accompagnamento spirituale al morente era considerato — e in parte lo è ancora — compito esclusivo degli operatori pastorali, soprattutto del sacerdote. Ad essi medici, infermieri e tutto il personale sanitario affidavano il morente quando non vi era più nulla da fare dal punto di vista sanitario. Tale atteggiamento era frutto dello spiccato orientamento organicistico della medicina, che portava ad una visione piuttosto riduttiva della persona, considerata più nella sua rilevanza biologica che in quella relazionale e spirituale.

Ad un momento che potremmo chiamare di semplice importazione, ne è seguito uno di ricerca e approfondimento, visibile soprattutto in Istituzioni pioneristiche, quali l'Istituto Nazionale dei tumori a Milano, la Fondazione Floriani, la Domus Salutis di Brescia, la Fondazione nazionale Gigi Ghirotti, ecc.

Dall'esame della letteratura italiana sull'argomento, si può rilevare che il cammino percorso finora non ha superato il livello della comprensione, con pochi tentativi di progetti innovativi. Ci si interroga sul concetto di spiritualità, sulla natura di una spiritualità non religiosa..., ma scarse sono le spinte verso la fase operativa. Tale lentezza è dovuta anche al fatto che l'attuale servizio religioso praticato nelle istituzioni sanitarie italiane, e anche nelle strutture delle cure palliative, rimane centrato più sull'azione sacramentale che sull'accompagnamento, con scarso o nullo inserimento dell'equipe multidisciplinare.

4.3. Alcune considerazioni

Tutt'oggi le iniziative promosse in Italia, riguardanti la dimensione spirituale della persona assistita, in termini di letteratura, ricerca, convegni ecc., impallidiscono di fronte a quelle portate avanti nei paesi anglosassoni.

Nei paesi anglosassoni si dà rilevanza all'accompagnamento spirituale dei morenti, tanto che le amministrazioni delle istituzioni sanitarie, comprese quelle degli hospice e delle strutture per cure palliative, tendono a valutare la presenza dell'accompagnamento spirituale alla luce dell'obiettivo terapeutico, cioè in termini di efficienza ed efficacia.

In Inghilterra, per esempio, nella seconda metà degli anni '90, è uscita una guida per gli utenti e i gestori della salute, dal titolo Spiritual Care in the NHS, che riguarda l'assistenza spirituale in genere nelle strutture sanitaria, con applicazione alle strutture di cure palliative. Il documento ha un respiro ecumenico ed interreligioso, si mostra attento alla spiritualità non legata ad una confessione religiosa e suggerisce numerose linee operative. I principi enunciati in tale documento sono fondati su ricerche empiriche.

È da ricordare che ad oggi, sia nei paesi anglosassoni che in Italia, la cura spirituale e l'organizzazione della pastorale è nella maggior parte dei casi riservata ai cappellani. Sarebbe importante, per una miglior assistenza nei confronti della "persona-paziente", estendere anche ad altri membri del personale la responsabilità dell'accompagnamento spirituale. Per esempio, ai membri dell'equipe terapeutica delle Cure Palliative si può chiedere di riconoscere la dimensione spirituale del morente, essendo tale dovere radicato nella "professionalità" prima che nella loro spiritualità.

Nei paesi anglosassoni si esige, giustamente, che quanti accompagnano spiritualmente i morenti abbiano una preparazione specifica. Tale formazione deve tendere ad abilitare gli accompagnatori ad appropriarsi delle competenze necessarie:

— per stabilire relazioni efficaci con i pazienti, i loro familiari, il personale, gli accompagnatori spirituali di altre confessioni religiose;

— per operare una diagnosi spirituale della situazione vissuta
dal paziente;
— per identificare e rispettare il quadro in cui la persona vuole
situare il proprio "dibattito spirituale";
— per aiutarsi, tra colleghi, a chiarire problematiche etiche e
collaborare nella risposta alle necessità spirituali della persona assistita.

Un accompagnamento spirituale adeguato contribuisce a rendere l'assistenza ai malati terminali più rispondente alla loro dignità di persone umane.

Conclusione

Nella fase terminale di una malattia inguaribile, la spiritualità di una persona attraversa momenti di particolare intensità, durante i quali richiede particolarissime attenzioni.

"Spiritualità è...": tutto ciò che nella mente e nell'esperienza umana va oltre gli aspetti e i bisogni fisiologici e psicologici della persona, con i quali per altro è intimamente connessa; è l'intreccio delle grandi domande sul senso del vivere e del morire, dell'amare, del riuscire e dello sbagliare, dell'impegnarsi per una famiglia, per un gruppo, per un lavoro, per l'organizzarsi per la convivenza sociale... Questo e tant'altro ancora fa parte del nostro comune domandarci, gioire, soffrire, condividere speranze e delusioni, fatiche e soddisfazioni. È inevitabile che questo pensare-agire-verificare, vivere insomma, venga rivisto e rivissuto, in modo del tutto nuovo, nella parte ultima della nostra vita.

Il malato si deve sentire accompagnato da persone che si prendono cura del suo corpo, e, al tempo stesso, delle sue emozioni, relazioni e del suo spirito. Nella sua sofferenza, la persona ha bisogno di essere ascoltata, accudita fisio-psico-spiritualmente. L'infermiere deve saper offrire, oltre al proprio lavoro specifico, la sua umanità, non meno di quanto facciano gli altri membri dell'equipe.

Elisabeth Kübler-Ross afferma che «lavorare con i pazienti prossimi alla morte, ascoltarli, raccogliere le loro piccole indicazioni non porta via più tempo che fare le stesse cose con i pazienti che stanno meglio. Ci vogliono cinque minuti per fornire questa assistenza in più al malato terminale. Quello che il personale spesso dimentica è che la persona prossima alla morte chiede pochissimo; ha bisogno di sentirsi a suo agio, di essere libera dal dolore nella misura in cui questo è possibile, di avere vicino un essere umano che non la abbandoni».

Il tempo che resta da vivere al malato deve diventare "speciale", anche se inquietante, deve arricchirsi di risorse vitali che, se valorizzate, possono garantire alla persona una certa serenità, dignità, e, a volte, addirittura un po' di letizia nel vivere il proprio morire; un tempo vissuto fino alla fine.

Il malato ha bisogno di sentirsi come abbracciato da un mantello (*pallium*, da cui cure "palliative") di cure e di aiuti che coprono tutta la persona e quindi la sua spiritualità: cure che passano attraverso una pillola data con affetto o attraverso una crema antidecubito spalmata con delicatezza o attraverso altri gesti affettuosi della mano o ancora attraverso una cordiale conversazione, o un rispettoso silenzio, o una preghiera insieme. A volte ci si può sentire inermi e in grado solamente di condividere il dolore, ma anche questo è capacità di relazione, è accompagnare.

L'infermiere deve esserci con la propria interezza: «le basi umane per il lavoro che facciamo sono fondamentali quanto quelle professionali».[121] La vicinanza tra infermiere e malato può essere terapeutica e aiutare a vivere la sofferenza del morire, l'umiliazione del dipendere, l'angoscia di una malattia e di un percorso segnati da una prognosi sfavorevole. "Sembra emergere da Cicely Saunders che la vicinanza vera, il "vegliate con me" sia possibile a tutti, a patto che non sia censurata la domanda di infinito, di felicità e di compimento da parte degli operatori . Coloro che accompagnano il malato sono chiamati a fronteggiare anch'essi la ricerca di significato e a condividere la "comune e vulnerabile umanità" con la delicatezza di un ascolto che si fa vero interesse per l'altro.

Ognuno di noi, nella malattia, ha bisogno della presenza di qualcuno che condivida con umiltà e attenzione la nostra esperienza umana più profonda. La semplice presenza, silenziosa e affettuosa, può aiutare il malato a trovare un po' di luce: che per alcuni, forse più numerosi di quanto si pensi, sarà il riflesso di una Speranza eterna, e, in ogni caso, per tutti, la non piccola speranza di poter morire con umana dignità.

---

121 C. Sauders, "Vegliate con me". Hospice: un' ispirazione per la cura della vita, EDB, Bologna. 2008, p. 86.

Bibliografia

American Accademy Of Pediatrjcs, Palliative Care for Children, in «Pediatrics» 106/2, 2000.

Atti del Convegno Quale spiritualità nelle cure palliative?, Brescia, 1996.

Atti del Convegno «...e quando si fa sera...». Accompagnamento spirituale nelle cure palliative, Brescia, 2005.

Berger M., Hortala E, Mourir à l'hopital, Le Centurion, Paris, 1974.

Brusco A., Attraversare il guado insieme, Gabrielli editore, 2007.
—, L'accompagnamento spirituale del morente, in Di Mola, Cure Palliative. Approccio multidisciplinare alle malattie inguarìbili, Masson, Milano, 1988.

—, Il senso di una esperienza, riflessioni sulla pastorale degli ammalati in fase terminale, in « Vita Nostra», n. 4 1983.

—, Umanità per gli ospedali, Salcom, Varese, 1983.

—, Vulnerabilità personale e servizio a chi soffre, in "Camillianum", n°8 1993.

Caretta R., Petrini M., Accanto al malato, Città Nuova Editrice, 1995.

Carson J.V., Soeken L.K., Rispondere alle necessità spirituali del paziente con malattia cronica, in "L'assistenza infermieristica del Nord America", n°4,1990.

Casera D., Il passaggio all'altra sponda, Ed. Salcom, 1985.

Catalan J.F., Esperienza spirituale e psicologica, San Paolo, Cinisello Balsamo, 1994.

Cauzzo D., Luci nel tramonto, famiglie e operatori accanto ai malati terminali, Città Nuova, 2005.

Ciccone L., Etica e salute, in Sgreccia E., Salute e persona. Presupposti bioetici dell'educazione sanitaria. Centro Iniziativa Culturale, Bologna, 1991.

Cinà G., Speranza dove sei? Le immagini della speranza nel mondo della salute, Camilliane, Torino, 1995.

Colombero G., Dalle parole al dialogo. Aspetti psicologici della comunicazione interpersonale. Edizioni Paoline, Cinisello Balsamo, 1987.

Costa A., L'uomo di fronte al dolore e alla morte, in "Bianca divisa" n° 1,1993.

Craven R.F., Hirnle C.J., Principi fondamentali dell'assistenza infermieristica, Casa Editrice Ambrosiana, II edizione, 2004.

Cristini C., "Vivere il morire", l'assistenza nelle fasi terminali,

Aracne, 2007.

Documento SICP (Società Italiana Cure Palliative), Raccomandazioni della SICP sulla sedazione terminale/sedazione palliativa, La Rivista Italiana di Cure Palliative, n. 1, 2008.

Du Boulay S., Un movimento per l'assistenza ai malati incurabili, Jaca Book, Milano, 1987.

Furlan M., Etica professionale per infermieri, Piccin, Padova.

Giardini A., Ferrari R.Preti R.,Vigone E.E., Le emozioni del familiare caregiver in cure palliative nella fase di fine vita, in «La Rivista Italiana di Cure Palliative», n. 2, estate 2008.

Giovanni Paolo II, Salvifici Doloris, Ed. CVS, Roma, 2006.

Goldberg B., Connection: an exploration of spiritualità in nursing care, in «J Adv Nurs».

Gordan D., Vivendo questa nostra storia di donne, in Aa.Vv, Donne e salute, Lega Italiana per la lotta contro i tumori - Sezione di Firenze/Associazione Donne come prima, Firenze 1990.

Gruppo di lavoro Internazionale sulla morte, il morente e il lutto, Asserti e principi dell'assistenza spirituale, in «Death Studies», n. 14 1990.

Harrison J., Spirituality and nursing practice, in «J Clinical Nurs», n. 2,1993.

Henderson V., Les principess fondamentaux des soins infirmiers, Coinseil International des Infirmières, Genève, 1977.

Johannot Y., *Les besoins spirituels que signifient-ils pour des athées?*, in «JALMAV», n. 22, 1990.

Kleeman J., *Le esitazioni della parola ai confine della vita*, in «L'Arco di Giano», n. 9 1995.

Kübler-Ross E., *Domande e risposte sulla morte e il morire*. Ed. di Red, Studio redazionale.

—, *La morte e il morire*, Cittadella Editrice, Assisi, 2005.

Lindberg J., Hunter M., Kruszewski A., *Assistenza infermieristica centrata sulla persona*, Uses, Firenze, vol.I 1987.

Lynda Juall Carpenito-Moyet, *Diagnosi infermieristiche, applicazione alla pratica clinica*, Casa Editrice Ambrosiana, III edizione, 2007.

Mayer-Scheu J., *Assistenza spirituale*, in «Concillium», n. 9 1976.

Me Closkey Dochterman J.E. Bulechek G.M., *Classificazione NIC degli interventi infermieristici*, Iowa Interventions Project; Casa Editrice Ambrosiana, 2007.

Missinne E.L., *Christian Perspectives on Spirituals Needs of a Human Being*, in «Journal of Religious Gerontology», n. 1/2 1990.

Moorhead S., Johnson M. E Mass M., *Classificazione NOC dei risultati infermieristici Iowa Interventions Project*, Casa Editrice Ambrosiana, 2007.

Moreau G., *Le service d'accompagnement spirituel de la maison Sarrazin*, Quebec, 1984.

Ostaseski F, Saper accompagnare, Mondadori, 2006.

Papini M., Tringali D., "Il Pupazzo di garza", l'esperienza della malattia potenzialmente mortale nei bambini e negli adolescenti, Firenze University Press, 2004.

Pericchi G., Il bambino malato, Cittadella, Assisi, 1984.

Petrini M., Caretta F, Antico L., Bernabei R., L'accompagnamento della persona anziana morente, CEPSAG, Università Cattolica del Sacro Cuore, 1994.

Petrini M., Assistenza spirituale e assistenza religiosa, in «Anime e corpi», n. 154 1991.

—, Morente, accompagnamento, in Aa. Vv., Dizionario di Teologia Pastorale Sanitaria, Camilliane, Torino, 1997.

Quadrio A., Argomenti di psicologia medica per operatori assistenziali e sanitari, La Scuola, Brescia, 1980.

Reinsmith A.W., Finality of death. The Underling Issue, in «Humane Medicine», Autumn, 1989.

Rogers C., Libertà nell'apprendimento, Giunti Barbera, Firenze.

Rumbold B., Spiritualità and Palliative Care: Social and Pastoral perspective, Oxford University Press, South Melbourne, Victoria, Australia, 2002.

Salonia G., Kairòs, direzione spirituale e animazione comunitaria, EDB, Bologna, 1994.

Sandrin L., Brusco A., Policante G., Capire e aiutare il malato, Ed.

Camilliane, 1989.

Sandrin L., Malati in fase terminale, Piemme, Casale Monferrato, 1997.

Saunders C., Spiritual pain, in «Hospital Chaplain», 3 1988.

—, "Vegliate con me". Hospice: un'ispirazione per la cura della vita, EDB, Bologna, 2008.

Sommaruga M., Comunicare con il paziente, Carocci Faber, 2007.

Soravito L., Educare alla spiritualità, in «Credere oggi», n. 22/4 1984.

Watson W.H., The meanings of touch: geriatric nursing, in «Journal of Communication».

Wright M.C., Spirituality. a developing concept within the palliative care, dattiloscritto.

Zaninetta G., La via latina delle cure palliative.

Zulehner P.M., Passaggi. Pastorale delle fasi della vita, Queriniana, Brescia, 1992

"Un Soffio di Vita"

Fragili pensieri
nel cielo della vita,
viaggiatori stanchi
nel cielo della vita,
sogni infranti
da momenti di fatica,
...storie senza meta.
Un Soffio di Vita
ci pervade,
"non sai da dove viene
non sai dove va"
ci porta via con sé,
ci sprona
e verità ridona,
la realtà con occhi di speranza.
Ora l'Amore è più chiaro,
è nei semplici gesti,
nelle vicinanze d'anima,
negli abbracci e nei baci,
nelle carezze ricercate,
nella famiglia mia amata.
Ogni gesto d'Amore
è oasi,
è slancio vitale
nel deserto freddo
di chi affoga sentimenti
nelle proprie convinzioni terrene.

Giancarlo

INDICE

Nota sull'autore

Giancarlo Bisinella è nato nel 1977 a Bassano del Grappa.
Figlio unico di Luisa e Leopoldo, dopo un'adolescenza dolorosa (la morte della madre e la malattia del padre), a 28 anni, spinto da forti motivazioni interiori, decide di iscriversi all'Università Cattolica del Sacro Cuore di Brescia, dove consegue la laurea triennale in Scienze infermieristiche. Attualmente presta il suo servizio presso la Casa di Cura "Domus Salutis" delle Ancelle della Carità di Brescia.